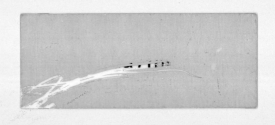

電子書籍のコンテンツ引換コードは，本書1冊につき1つ，個人使用者1名に対して与えられるものです．第三者へのコンテンツ引換コードの提供・開示は固く禁じます．また図書館・図書施設など複数人の利用を前提とする場合には，本電子書籍を利用することはできません．

レジデントのための
心臓聴診法

第2版

伊賀内科・循環器科
伊賀 幹二 著

理解がグッと深まる
厳選動画・心音 付

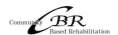

Community **CBR** Based Rehabilitation

謝辞

　学生の実習，ならびに研修医教育に協力してくださった当診療所の多くの患者さん，そして2001年の当診療所の開業以降，常に私を支えてくれた妻，尚子に感謝します．

伊賀　幹二

第 2 版 序文

　当方には時々，医学部 6 年生が 2 週間単位で実習にこられます．学生には，来院する異常所見のある患者さんを診察するために，実習開始までにこの本を通読し，そのなかで診察の順序と正常所見について完全に習得するよう求めています．しかし，実習の開始直後にその達成度をチェックすると，ほぼできていないことが判明します．そして，私からこの本に書かれていることを質疑応答することで，学生は理解できていなかったことに初めて気づくことが多くありました．

　しかし，2 週間の実習で，本に登場する患者さんの心音を聴取し，その成因について心エコーを用いて説明するにつれて，この本の内容の理解度が進み，実習終了後では実習を受けた学生全員がこの本が非常に有意義であったと言っています．

　一方，この本だけを読まれた方のネットでの評価はそれほど芳しいものではありませんでした．

　今回，当方で実習予定の学生がコロナで実習ができなくなったことを機に，予定されていた彼らの実習の一部として Zoom でこの本の勉強会を行いました．このデジタルブック（版）を Zoom で表示し，図や動画を私が説明することで，自分自身で読んだときとは異なり，本の理解が飛躍的に向上したとのことでした．一緒に参加した卒後 30 年以上の非専門医も同じような印象を持ったとのことでした．

　第 2 版を出版するということで，ミスプリントなどをチェックすることに加えて，上記のことから説明動画を加えたほうがよいのではないかと判断し，今回各章の説明動画を挿入しました．

　まず，各章の動画をみていただいてから本文を読んでください．動画で本の内容をサポートすることにより本文の理解が向上することを期待しています．

　　2021 年 7 月 10 日

伊賀　幹二

第1版　序文

　2016年の秋に，ある出版社から名古屋の亀井三博先生と共著で「現場感覚の実践的な心音と呼吸音の本を書いてもらえないか」との要請を受けました．出版社の話では，私がいままで行ってきた身体診察の講演の内容を一冊の本としてまとめることができ，その根拠を示す動画や心音をwebデータとして提示できる，という私にとってとても魅力的なものでした．

　喜んでこの要請を受けることにし，頸静脈などの動画や心音を集め当方からの原稿がある程度完了したころ，その出版社が突然にメールで発刊中止を知らせてきました．「販売予定価格を1冊3,800円に設定しても，制作コストが見合わない」ということが第一の原因だったようです．

　亀井三博先生の原稿は未完成でしたが，私の担当である『心臓の診察』に関してはほぼ完成していました．学生や研修医に是非とも読んでほしいという私の強い希望を，今回，株式会社シービーアールが快く受けていただいたことで刊行することができました．

　亀井三博先生は本書の刊行には関与されませんが，企画立案の時点でのこの本への私の思いを序文として残したいと考え，当初，準備していた序文をそのままここに掲載したいと思います．

　共著者の亀井三博先生とは，私が講師を務めた2001年の心エコー図の研修会で初めてお会いしました．その後，関西での私の講演会を何度か聴きに来られ，講義そのものの内容よりも「非専門医の到達可能な目標を掲げての講義であること」を評価していただきました．それがご縁で2003年，いまでは学生の間で知れ渡っている亀井道場の記念すべき初回の講師をさせていただきました．私自身も，亀井道場のような，学生が主体となる勉強会を自分の診療所で開いてみたいと思っていましたところ，2010年に大阪医科大学から長期の学生実習の依頼を受けました．その後は，大学のカリキュラムの一環ではなく，さまざまな大学から休暇期間の自己研修として学生・研修医を受け入れています．

　私は現在，亀井道場で学生・研修医に対して毎年1回，2日間におよぶ双方向性の講義をさせていただき，加えて，3つの医科大学で主に診断における身体診察の意義を非常勤講師として担当しています．そこで感じることは，学生時代に習得すべきとされている項目があまりにも多いためか，大学での講義内容を十分に理解しないで，暗記を主体としている学生が多いように思います．

　心臓の聴診をして自ら鑑別疾患を挙げるというのは，医師国家試験にも出題されますが，私は学生にとってそれは到達不可能な目標であるように思います．高すぎる到達目標と，記憶することを主体とするOSCEのため，多くの学生は身体診察の楽しさと診断学における身体診察の重要性を体感していません．

　一方，研修医になると，心臓診断は技師による心エコー図診断であって，学生時代に学習した診察の情報はほとんど加味されていません．学生時代に身体診察をするのはOSCE

に合格するためであり，卒業すればOSCEの呪縛がなくなるので，多くの研修医は身体診察をしなくなっているのだと思います．そして，画像診断を中心とした各種診断マニュアルに疑問を持たずに卒後研修を行い，日常業務が忙しすぎるためか，目の前の患者さんの病態にあまり好奇心をもてないのではないかと思います．

　学習した身体診察技術を将来の診断学に生かすためには，私は以下の4つのプロセスが存在するように思います．

　1）頭の先から足先まで系統的な身体診察を習慣化する

　2）すこし努力すれば内頸静脈の評価やS_2の分裂を自分自身で検出でき，身体診察がセレモニーではないことを体感する

　3）実際の患者を診て，その有用性を体感する

　4）卒後研修病院でのカンファレンスで診察所見を議論できる環境がある

　初めの2項目は私が主張する診察に対する学生の到達目標であり，大学の教官がこれを強調すれば一部の学生には可能です．そして，その知識があれば，亀井道場の固定メンバーになり情報を得ることや，当方での2週間研修などで3）を到達することは可能です．

　しかし，医師になって，身体診察を診断学に生かすには，研修病院での身体診察を重要視する環境と場の強制力が必須です．

　学生時代に1）〜3）までできるようになったのに，研修病院で病歴や身体診察より画像検査が重要視され，残念ながら診察をしなくなった学生を私は多くみてきました．

　本書の特徴は，診察の達人を目標にするのではなく，学生，研修医，循環器非専門医が到達すべき，到達可能な「到達目標」を言語化していることです．本書が，学生・研修医のやる気を促し，自らすすんで学習できるような手助けとなれば幸甚です．そして，指導医の先生方にも是非一読していただき，学生・研修医教育になんらかのよい影響を与えてくれればと願っています．

　　2017年7月2日

伊賀　幹二

電子版のダウンロードサービス 「コンテンツ引換コード」のご利用方法

「コンテンツ引換コード」は表紙裏のシール（銀色部分）を削ると記載されています.

◆ダウンロード手順

手順 01
以下の URL へアクセスしてください.
「コンテンツ引換コード」入力画面の URL
https://www.contendo.jp/cbr-book/

手順 02
ConTenDo の「コンテンツ引換コードの利用」画面が表示されます.
コンテンツ引換コード利用の入力欄に「コンテンツ引換コード」を入力して, ［引換コードを利用する］をクリックしてください.

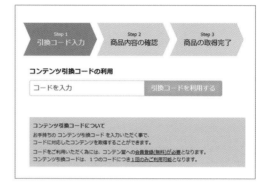

手順 03
ログイン画面が表示されます. コンテン堂を初めてご利用になる方は,
［会員登録へ進む］ボタンをクリックして会員登録を行ってから, ログインしてください.
すでに登録済みの方は, メールアドレス（ID）とパスワードを入力して, ［ログイン］ボタンをクリックして【手順 06】に進んでください.

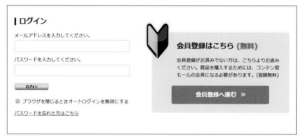

手順 04
規約をご確認のうえ同意するにチェックし, 必要事項を入力して, ［規約に同意して登録する］ボタンをクリックします.

手順 05
「確認メールの送付」画面が表示され, 登録したメールアドレスへ確認メールが送られてきます.
確認メールにある URL をクリックすると, コンテン堂会員登録が完了します.

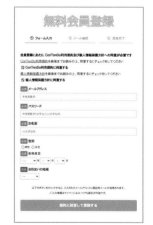

手順 06
「コンテンツ内容の確認」画面が表示されます.
［商品を取得する］ボタンをクリックすると「商品取得完了」画面が表示されます.

手順 07
［マイ書棚へ移動］ボタンをクリックすると, 「マイ書棚」画面が表示されます.
閲覧したい端末で, 「マイ書棚」に表示された表紙をクリックして, ダウンロードして, ご利用ください.

手順 08 ※閲覧には，コンテン堂ビューア（無料）が必要です．
コンテン堂ビューアは，TOP 画面（マイ書棚から TOP 画面に移動）の左上にある
[ConTenDo ビューア DownLoad] ボタンをクリックし，指示に従いご利用ください．

※対応端末は，WindowsPC, Mac, Android, iOS（iPhone/iPod touch, iPad）
です．
Android, iOS のビューアのダウンロードなど，詳しくは，
「コンテンツを楽しむには」

https://contendo.jp/FirstGuide/EnjoyContent/ をご覧ください．

◆解説動画のご視聴方法

本書の内容をよりご理解いただくために著者による解説動画をご用意いたしました．ご視聴は，以下の
YouTube サイトにアクセスをお願いいたします．

Ⅰ：現在の卒前および研修時の
　　身体診察の実情
https://youtu.be/8fmsTXEPwTc

Ⅱ：学生における到達目標
https://youtu.be/V0ysIDngxng

Ⅲ：循環器診断における心臓の
　　身体診察所見の意義
https://youtu.be/5CEZpecyAh8

Ⅳ：身体診察の手順と正常所見の
　　習熟
https://youtu.be/5B4ntROrUuE

Ⅴ：内科系研修医と循環器非専門
　　医の到達目標
https://youtu.be/WxM8DHTjH1I

Ⅵ：身体診察において検出する
　　ことができる異常所見（1）
https://youtu.be/7NW2A4y71ds

Ⅵ：身体診察において検出する
　　ことができる異常所見（2）
https://youtu.be/jfl1ZOApK60

Ⅵ：身体診察において検出する
　　ことができる異常所見（3）
https://youtu.be/5NlKVbhZVZs

Ⅶ：ドプラ法による心雑音の分析
　　とその限界
https://youtu.be/GRTzd1LiIDI

Ⅷ：記載の実際（客観的記載と
　　主観的記載）
https://youtu.be/O70wsoHJHc4

Ⅸ：以下を理解できれば身体診察
　　がもっと楽しくなる
https://youtu.be/eIJlqx59n7w

レジデントのための 心臓聴診法 第2版 | 目 次

略語一覧

AO	aorta	大動脈
AR	aortic regurgitation	大動脈弁閉鎖不全症
AS	aortic stenosis	大動脈弁狭窄症
ASD	atrial septal defect	心房中隔欠損症
BNP	brain natriuretic peptide	脳性ナトリウム利尿ペプチド
CA	carotid artery	内頸動脈
FFT	fast Fouvier transform	高速フーリエ変換
JV	jugular vein	内頸静脈
LA	left atrium	左心房
LV	left ventricle	左心室
MR	mitral reguragitation	僧帽弁逆流症
MS	mitral stenosis	僧帽弁狭窄症
OS	opening snap	僧帽弁開放音
OSCE	objective structured clinical examination	客観的臨床能力試験
PAC	premature atrial contraction	心房性期外収縮
PCR	polymerase chain reaction	ポリメラーゼ連鎖反応
PDA	patent ductus arteriosus	動脈管開存症
PH	pulmonary hypertension	肺高血圧症
PR	pulmonary regurgitation	肺動脈弁閉鎖不全症
PS	pulmonary stenosis	肺動脈弁狭窄症
PVC	premature ventricular contraction	心室性期外収縮
RA	right atrium	右心房
RV	right ventricle	右心室
SAM	systolic anterior movement of the mitral valve	収縮期僧帽弁前方運動
TR	tricuspid regurgitation	三尖弁閉鎖不全症
VSD	ventricular septal defect	心室中隔欠損症
2 LSB	left sternal border	第2肋間胸骨左縁
3 LSB		第3肋間胸骨左縁
4 LSB		第4肋間胸骨左縁
2 RSB	right sternal border	第2肋間胸骨右縁

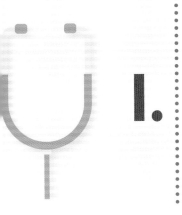

I. 現在の卒前および研修時の身体診察の実情

　学生とスモールグループで身体診察について議論すると，長時間かけて学習している彼らの身体診察の目標はOSCEに合格することではないかと感じることが多くあります．彼らは，「身体診察は診断学に寄与するもの」と教育されてはいますが，それを体感していないように思います．そして，異常所見のある患者さんを教官から紹介され，「収縮期雑音（または，拡張期雑音）があるので自分で聴いておきなさい」のパターンがいまだに大学教育の主流です．しかし，S_1とS_2を正確に鑑別できない状況で，どうしてこの雑音を収縮期または拡張期であると自らが判断できるのでしょうか？

　国家試験で問われる雑音のなかに，Austin Flint雑音やGraham Steell雑音があります（コラム1）．この雑音について質問すると，多くの学生は，的確に前者はARによるもの，後者はMSによるPHと答えることができます．しかし，実際にどうやってその雑音を聴取するか，そして，それらの雑音の意義について質問しても，的確な回答は得られませんでした．

　私が大学を卒業した40年近く前に比べて，現在では学生時代に習得すべきことが増大したためか，教える教員も知識優先の講義をすることが多く，多くの学生は，教えられたことを無批判に受け入れているように思います．

　そして，卒後研修において身体診察よりも画像検査を重視する環境下で研修していれば，実臨床では身体診察は不要だと思う研修医が多くいても不思議ではありません．研修医にとっての心臓診断は技師による心エコー図診断であって，学生時代に学習した身体診察の情報はほとんど加味されていないように思います．加えて，卒業後には「OSCEの試験」という呪縛がなくなるので，多くの研修医は身体診察をしなくなっているのだと思います．実際，当方から大学病院に紹介した患者の多くは，身体診察において典型的な異常所見を有しているにもかかわらず，若い医師から心臓に聴診器を当ててもらわなかったと話していました．

コラム 1 | Austin Flint 雑音と Graham Steell 雑音

　Austin Flint 雑音とは，AR における心尖部で聴取される MS 類似の拡張期ランブルのことです．OS の有無がひとつの鑑別点です．Graham Steell 雑音とは，MS 例において，2LSB から 3LSB で前屈みにして深呼気で息止め（図1：）して初めて聴取できる PR と思われる拡張期雑音で，PH の存在を意味していました．MS や PH の診断は，現在ルーチンになっている心エコー図で容易に可能です．リウマチ性心疾患が多く，心エコー図のなかった 50 年以上前に命名された先達を評価する必要はありますが，現在の学生が知らなくてもよいことであると思います．

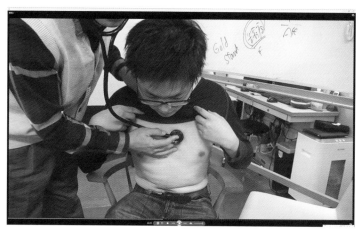

図1　前かがみ込みによる聴診
胸壁と心臓の距離が近づき，PR や AR を聴取しやすくなる

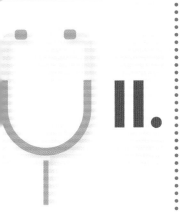

II. 学生における到達目標

　読者が，学生であれば，卒業時点で到達すべきと考える身体診察技術を100％として，現在では何％くらい到達できていると自己評価し，残りの部分は何であり，いつまでに，どのような方法で習得しようと思いますか？

　これらの質問に対して，多くの学生は，現在足らないものが何であるかを具体的に挙げることができません．目標を100％達成するにはどのような方法をとるかの質問にも，「教官が教えてくれる」という他力本願の学生も多いです．自分なりの学習方法に言及した学生であっても，卒業までにその方法に対して成算があるかどうかを答えることができません．身体診察の到達目標については，具体的に挙げられない学生もいるし，「聴診所見から鑑別診断を挙げる」という，学生では到達できないような目標を挙げる学生もいます．深く議論することにより，到達目標が各人により一定せず，ほとんど言語化できていないことを学生たちに気づかせることができます．そして，同時に質問する診察の意義を議論することで，「診察が役に立つということを実感なく単に教えられているのであって，OSCEに合格するために診察をしていた」と気づく学生が多いと思います．

　例えば，外来で診る頻度の多い労作性狭心症を示唆する診察所見は，「異常所見がない」ことです．果たして，何人の学生が，ある患者さんを診察後に「異常所見がない」と自信をもって言えるでしょうか？

　上記の議論をした後，私は勉強として学生が患者から所見をとらせてもらうための必要条件としては，「身体診察を定められた順序で頭の上から足先まで止まらずに行い，心臓においては正常所見を理解し，異常所見はないと言えること」であると説明しています．異常であっても，正常ではないことがわかれば十分で，どのような異常であるかに言及する必要はありません．これは少し努力すれば十分に到達可能な目標です．

　当方で研修する学生・研修医のために来ていただいた異常所見を有する多くの患者さんは，学生が診察した後に「いいお医者さんになってください」と言われます．患者さんが学生に診察させてくれるのは，将来いいお医者さんになってほしいからです．「患者から学ぶ」という学習方法をとるなら，それらの患者さんに対する基本的なエチケットとしても，上記の目標達成が必要であると思います．皆さんが70歳くらいになったとき，診察の順序はおろか正常所見を知らない学生さんに対して，ボランティアとして診察させてあげようと思いますか？

コラム2 ┃ 目標・方法・結果・評価

　何かを到達するためには，1）目標を明確に立ててそれを言語化し，2）到達するためにどのような方法をとるのか，そして3）実際にやってみて，4）到達できているかどうか結果を出し評価するという考え方は，成人の学習過程です（図2）．評価することで，その目標や方法が妥当であったかどうかをフィードバックします．また，目標を立てるためには，現状を分析して，社会のニーズも考えなければなりません．もし一定期間で目標に到達しなかったと評価した場合，方法が悪いとも考えられますが，不適切に高すぎる到達しえない目標であったとも考えられます．自己評価として，できなかった理由のみではなく，できた理由を考えることも必要です．高い目標でも，到達できる程度に切り刻んで分けていくと達成できる可能性が出てきます．本来なら，OSCEに形成的な他己評価としての役割を期待しますが，残念ながら現在では目標になってしまっています．

　同じことを，企業では「PDCA（plan do check action）の連鎖」という概念で，就職直後の研修で学習します．日本の特徴として，一度立てた目標に対して一定期間後に妥当かどうかの評価を議論しないで，10年も20年もの間，そのまま到達しえない目標になっていることが多いように思います．

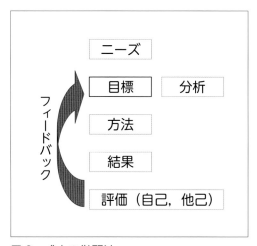

図2　成人の学習法

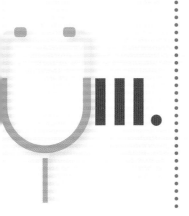

III. 循環器診断における心臓の身体診察所見の意義

　病歴をとり，身体診察を行い，そして，心電図，胸部 X 線，採血という簡単な検査から順次施行し，総合的に診断にたどり着くのが循環器疾患の診断プロセスです．総合的というのは，病歴からいくつかの疾患を想起し，診察や簡単な検査のそれぞれの疾患に関する感度，特異度，陽性的中率，陰性的中率などを無意識的に考慮しながら診断していくことです．身体診察において典型的な異常所見があっても，2017 年現在では，心エコー図，CT や MRI などの画像診断なしに診断・治療を行うことはありえません．

　例えば，BNP の心不全に対する感度を 90%，特異度を 75% と仮定します（表1）．学生のように病歴と身体診察から検査前確率を 1% にしかできなければ，陽性的中率は 90/（2,475＋90）で 3.5% となります（表2）．しかし，研修により病歴と身体診察からの心不全の検査前確率を 20〜30% にできれば，検査前確率 1% の学生が BNP を用いるよりも心不全を診断できる確率ははるかに高くなります．つまり，すべての診察には OSCE 合格ではない目的があること，診察しながら病歴を加味して，異常所見があることの意味とないことの意味を考えていくという診断のプロセスを理解してほしいと思います．私自身，心不全の経過観察のために特定の患者の BNP を測定することはありますが，心不全の確定診断のためには BNP を用いません．

感度・特異度

　みなさんが検査会社の経営者として，インフルエンザ診断に関する新しい簡易キットを作製したと仮定してください．みなさんなら，その quality をどのように評価しますか？つまり，これを「従来品より質が高い」と，ある病院に売り込むにはどんなデータを用意しますか？

表1　BNP の感度・特異度

	心不全あり	心不全なし
BNP 陽性	90	25
BNP 陰性	10	75
	合計 100 人	合計 100 人

検査前確率 50% と仮定

表2　BNP の感度・特異度

	心不全あり	心不全なし
BNP 陽性	90	2,475
BNP 陰性	10	7,425
	合計 100 人	合計 9,900 人

検査前確率 1% では陽性的中率は 3.5%（90/2,565）

例えば，「従来のキットでは，インフルエンザ患者100名中50人にしか検出できなかったが，このキットを使えば100名中60名を正しく判定できた」というデータがあれば従来のキットとの比較になるわけですね．これは一般的には精度のひとつと考えられますが，医学では感度と定義されます．では，感度が高ければqualityは良好と言えるでしょうか？

インフルエンザではなかった100名に検査して50人がその検査で陽性になるなら，検査自体に意味がないですね．つまり，インフルエンザではなかった100名に検査した結果が必要です．これは感度の裏の検査であり，医学では特異度と定義されます．一般的にはこれも精度のひとつと考えられています．感度が高く，特異度が高いキットをqualityが高いと考えます．

では，納入の責任者である院長が，「キットが陽性であったとき，本当にインフルエンザである率が高いキットを購入したい」と言われたらどう説明しますか？　つまり，院長は，陽性的中率の高い検査をqualityが高いと考えているのです．

一般的にはこの陽性的中率も精度のひとつでしょう．**表1，2**で考えれば，陽性的中率は検査前確率を決めなければ算定ができないことを容易に理解できます．つまり陽性的中率が高いキットというのは存在しないのです．

検査前確率

検査前確率は，事前確率と記載されることがあります．事前確率とは，検査前確率と頻度の両方を意味し，私は区別して使用します．頻度とは，「35歳以上の出産におけるダウン症の確率」など統計的に出されたものです．病歴と診察を加味してもその値は変化しません．60歳の健康人の胃がんの発生率なども頻度です．

研修医に心臓CTの狭心症に対する感度・特異度の話しをして，陽性的中率について質問すると，「狭心症の頻度はいくらと仮定するのですか？」と逆に質問されます．年齢，性別，既往歴，家族歴である程度の疾患の頻度を考慮できますが，一番重要なのは患者の訴えの表現であり，次に診察所見です．胸部圧迫感で来院された場合，年齢が20歳なら，川崎病既往や家族性高コレステロール血症（特にホモ接合体）でなければ，狭心症である可能性はきわめて低いです．そして，患者の訴えの表現を自分の経験から，「狭心症らしい」，「狭心症らしくない」と判断していくわけです．私が過去に行った臨床研究で，1年目研修医は，実際に狭心症であった患者を連続して15名くらい病歴を再聴取することで病歴聴取能力の向上が期待できました[1]．

話をインフルエンザに戻しましょう．クラスの半数がインフルエンザに罹患して欠席している生徒が典型的なインフルエンザの症状を示した場合，頻度50%ではなく，インフルエンザ陽性である検査前確率は限りなく100%に近くなります．そして，検査前確率が高ければ，キット陰性であってもインフルエンザを否定することはできません．つまり，陰性的中率が低いのです．

検査前確率とは，年齢，性別，既往歴，家族歴を含む病歴と診察から，数字というより，「可能性がきわめて高い」，「可能性が高い」「可能性はある」，「可能性が低い」，「可能性は

ほとんどない」の大まかな分類として医師自身が推測するものと考えてもらったほうが理解しやすいと思います.

確定診断の基準は？

　では，インフルエンザである（ない）は何を根拠にするのでしょうか？　インフルエンザである場合は，高熱に加えてインフルエンザ様症状があった例，と言う学生がいます.インフルエンザでないというのは健康な（ように見える）例，と言う学生もいます.議論するには，インフルエンザである，ないとの判定をどのように行ったのかということが必要になります.

　ひとつの基準として，PCR でインフルエンザウイルスの DNA を検出できた例をインフルエンザであると定義することはできます.その選択にバイアスはないでしょうか？PCR を依頼するとき，無症状または微熱の患者に PCR を施行するでしょうか？　依頼するのは，インフルエンザらしい症状がある場合だけですね.つまり，インフルエンザらしくない例では PCR 検査は施行されないということです.そして，「微熱でインフルエンザらしい症状がなければインフルエンザではない」ことに疑問を投げかけた事実がありました.数年前の新型インフルエンザのとき，軽度の発熱を呈した患者までが特定のセンターに集められ，全例が PCR を施行され，ほぼ全例が陽性だったことです.

　このことから，どんなに基準（ゴールドスタンダード）を明確にしても特定のバイアスを除外できないということがわかります.感度・特異度の値は，感度・特異度を算出する基準を何にしているかにより変動します.

　上記の議論から，「A という疾患では，30%に心病変が合併した」と教科書に記載があれば，A と診断した根拠または定義，心病変の定義を明確にしないと議論はできないことを理解できると思います.

　診断学においては，このように病歴と身体診察による検査前確率を上昇させることの有用性と必要性を十分に体感し，身体診察が楽しくなることが上達のコツだと思います.現在では，心エコー図のなかった時代の，匠と言われるような診察技術を学生・研修医が習得する必要はないと思います.そのためには，到達可能な身体診察の到達目標を明確に定めることが重要です（表3）.

　以下，症例呈示を中心に，身体診察の所見をふまえた診断における思考過程を考察し，その必要性を議論しようと思います.

表3　学生の到達目標

- ・バイタルサインの記載
- ・頭から足先まで系統立てた診察
- ・正常の心臓の理解
  - 一頸動脈を触知して S_1，S_2の同定
  - 一内頸静脈波形の分析
  - 一心尖部，心基部で S_1，S_2の大きさの比較
  - 一S_2の生理的分裂

症例 01 **70歳男性　労作時胸部圧迫感** ▶1ヵ月前から，坂を上るときのみに胸の圧迫感を感じていましたが，安静時では症状はなく安定していました．昨日，同僚が急性心筋梗塞で緊急入院したことから，症状の変化はなかったですが，心配になって来院されました．

　本例は70歳男性ですので，年齢以外の動脈硬化の危険因子があってもなくても狭心症の可能性は十分にあります．加えて患者の圧迫感の表現から，労作性狭心症と考えれば，期待する身体診察所見は，学生の目標である「異常所見がない」ことです．この場合，身体診察を省いて運動負荷心電図の検査をすることはどんな問題があるでしょうか？

コラム3	解釈モデルと医療面接

　症状発現から1ヵ月過ぎてからの受診理由は，友人が心筋梗塞になったためです．これを解釈モデルと言います．この例では，本人がそれを自覚していますが，それを自覚していない場合もあります．その場合，患者に解釈モデルを気づかせることは医師の重要な役割です．加えて，患者の「胸痛があります」に対して「胸痛があるのですね」と相づちを打つこと（バックトラッキング）は，医師に話しを聴いてもらっているという印象を持たせ，患者との良好なコミュニケーション形成に有用です．病歴をとっているだけではなく，コミュニケーションを通じて治療にも介入しているので病歴聴取ではなく医療面接と言われます．

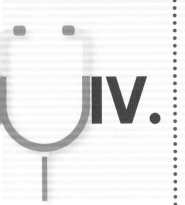

IV. 身体診察の手順と正常所見の習熟

　バイタルサイン（血圧，心拍数，呼吸数，体温）を測定し，主観的な全身状態を記載します（**コラム4**）．頻拍性心房細動の大動脈波形では，図3のごとく，先行RR間隔が短い次の心拍での脈圧が小さく，橈骨動脈では脈として認識できないことがあるので，必ず心拍数を記載する習慣をつけてください．心房細動例での左室腔を心エコー図で観察すると，先行RR間隔が短いと縮小し，長いと拡大します．つまり，先行RR間隔により駆出量が心拍ごとに変化することが理解できます（図4）．そして，貧血，黄疸を観察し，甲状腺腫の有無をチェックし，胸部，腹部，下肢へと系統的に診察します．

　収縮期と拡張期の判定，つまり S_1，S_2 の同定は頸動脈を触知して行います．学生は S_1-S_2 時間が S_2-S_1 時間より短い，という前提で考えます．しかし，収縮期と拡張期の時間がほぼ同じ時間になる心拍数100/分では，この方法では判定できません．心拍数が遅く，S_1，S_2 を簡単に判定できる場合でも，学生や研修医のうちは全例に頸動脈触診による S_1，S_2 の同定を最初に行ってください（**コラム5**）．

　心拍数が70/分前後である自分自身の心音を聴取し，間隔が短いほうを収縮期とし，自身の頸動脈とのわずかな差を実感します（図5）．そうすることで，他人の頸動脈を触知して S_1，S_2 を同定できるようになります．S_1，S_2 の同定方法を習得したうえで，次のステップにすすんでください．

　頸部では，患者を臥位にして左手で右頸動脈を軽く触知し，S_1，S_2 を「ワンツー，ワンツー…」と頭で繰り返しながら，右内頸静脈の拍動を観察します（図6：🎬❷）．首が太い人や高齢者で内頸静脈の観察が難しければ，外頸静脈で拍動を判断することができます（図7：🎬❸）．頸部超音波法にて解剖を評価し，Mモード法を併用することで動静脈の動きを画像化すると理解しやすいと思います．S_1 に一致する大きな波（ac波）がみられ（図

コラム4	全身状態の記載

　身長・体重を測定後に，患者の印象を主観的に記載します（身長・体重を測定できなければ，中肉中背や肥満気味などでもかまいません）．元気そう，肩で息をしてしんどそう，やせて元気がない，腹痛で動けない，腹痛でのたうち回っている，などを記載します．判断根拠は診た医師の五感です．間違ってもいいので自分の印象を記載する習慣をつけましょう．経験のない学生・研修医は「元気そう」と思うのに，同じ患者さんをみて，経験のある医師は「なんとなくおかしい」と感じることは結構あります．

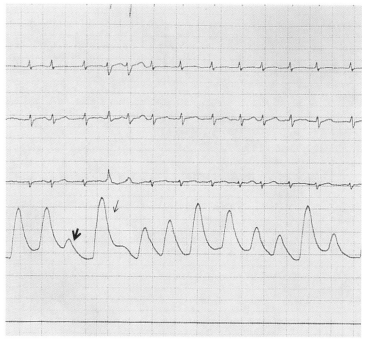

図3　心房細動例での大動脈波形
先行 RR 間隔が短い次の心拍（太矢印）では脈圧がきわめて小さいが，先行 RR
間隔が長い次の心拍（細矢印）では脈圧が大きくなる

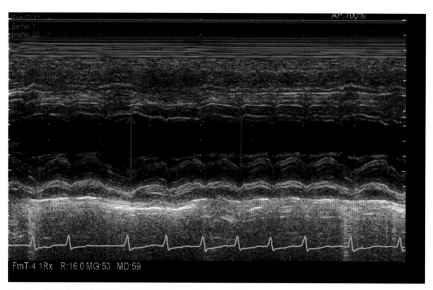

図4　心房細動例での左室 M モードエコー図
左室拡張末期径は先行 RR 間隔が長いと（太矢印）拡大するが，短い（細矢印）と縮小する

8：▶❹），立ち上がりより下降時のほうが急峻であり，用手圧迫で簡単に拍動が消失します（図9：▶❺，▶❻）．収縮早期に急峻に立ち上がる動脈波形とは明らかに異なることを理解できます（図10：▶❼，▶❽）．良好に観察できる人では，教科書に出ている

コラム5	頸動脈触診の前に頸動脈雑音の聴取は必要か？

多くの大学の OSCE のガイダンスに，「頸動脈の触診は，雑音がないことを確認してから施行する」ということが書かれているようです．その理由について，「雑音があれば動脈プラークがある可能性が高く，触診によりプラークが剥がれて脳梗塞になる可能性がある」と説明されているようです．はたして，これは事実なのでしょうか？　私の頸動脈触診は親指を軽く頸動脈に当てるだけですので，それでプラークを遊離させることは考えられません．それでプラークが遊離するなら，首を軽く回しても遊離するでしょう．学生は結構強い力で頸動脈触診を行っていますので，「軽く指を当てるのみにするように」との指導なら理解できます．頸動脈エコーを多くの症例でみていると，雑音を生じない 50％以下の頸動脈狭窄でも，動脈硬化の危険因子が多々あれば，浮遊プラークがみられることがあります．

　頸動脈に雑音が聴取された場合，両側に聴取されれば AS の収縮期雑音が放散している可能性が高く，連続性雑音で立位でのみ聴取できれば静脈コマ音です．片側にのみ雑音があった場合，狭窄がある可能性もありますが，対側が閉塞しているために血流量が多くて雑音を聴取することもあります．「雑音がないからプラークがない」とは判定はできません．

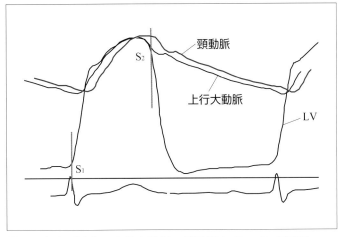

図5　左室（LV），上行大動脈，頸動脈と S₁，S₂の関係
頸動脈波形（赤）は上行大動脈からの伝達時間のため少し遅れている

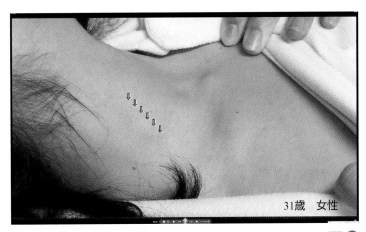

図6　正常の内頸静脈（矢印）

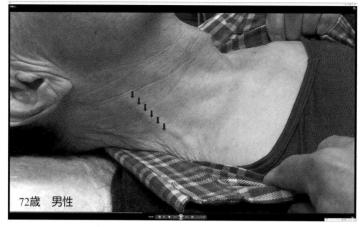
図7　正常の外頸静脈（矢印）　 ❸

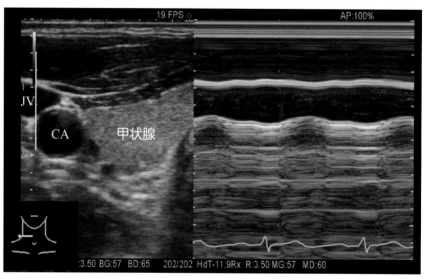
図8　右内頸静脈断層像とＭモード超音波像（右）　▶❹
QRS直後の内腔の縮小が目立つ（矢印）　JV：内頸静脈，CA：総頸動脈

ようなa，c，vの３つの波を観察できます（図11）．正常では立位にすると観察できない内頸静脈が見えれば，中心静脈圧は15 cmH$_2$O以上となり，右房圧が高いことを意味します（図12：📷❾）．

　多くの学生は，２分程度の短時間に静脈と動脈の違いを実感します．加えて，次に示すS$_2$の生理的分裂を自分の聴診器で聴取できれば，身体診察がセレモニーでつらい時間ではなく，むしろ楽しいと感じるようになっていくように思います．

　同様に，頸動脈を触知してS$_1$，S$_2$を同定後に，S$_1$とS$_2$の大きさは，心尖部と心基部ではどちらが大きいかを判断します（図13）．教科書の記載のように，「心尖部ではS$_1$がS$_2$より大きく（🎧❶），3LSBではS$_2$がS$_1$より大きい（🎧❷）」となるのが全例ではないことを実感してください．心尖部，4LSB，3LSB，2LSB，2RSBで心音を聴取します．心尖部

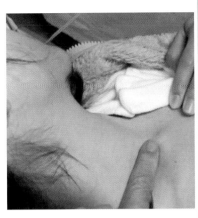
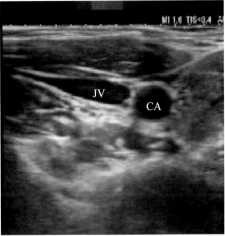

図9　静脈の圧排
内頸静脈を圧排すると簡単に拍動が消失し，エコーでみると動脈は圧排できないが静脈は簡単に圧排されている

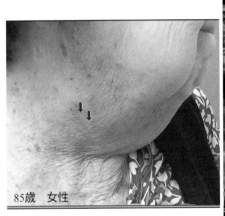
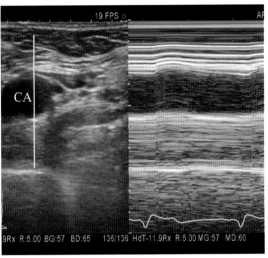

図10　右総頸動脈拍動と超音波Mモード像（右）
QRS直後の内腔の拡大が目立つ（矢印）

ではベル型も用います．すべての拍動でS₁，S₂の大きさが一定であることも実感してください．

　2LSBから3LSBで，深吸気後の1～2秒，深呼気後の1～2秒の間，息止めをし，S₂にのみ神経を集中させS₂の生理的分裂を聴取します（図14：⑩）．この短い息止めの間にのみ聴診することで，呼吸音による心音の聴きにくさを回避することができます．正常では，S₂が吸気直後で2つ，呼気直後でひとつに聴取でき，これをS₂の生理的分裂または呼吸性分裂と言います（🎧❸）．

　系統的診察を正常例20名くらいに対して短期間に集中して繰り返すと，上記目標の達成が可能であるように思います．表3に示した，学生の目標のひとつと私が定めている「正

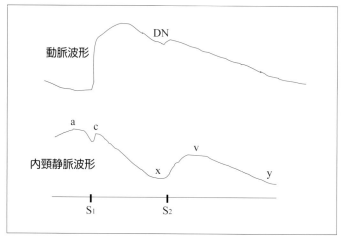

図11　内頸静脈と動脈の相違
DN：dicrotic notch

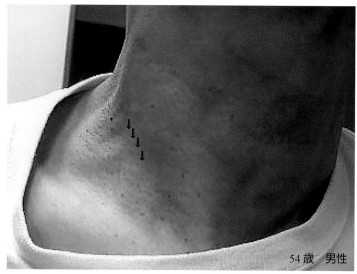

54歳　男性

図12　うっ血性心不全患者の立位での内頸静脈の
　　　拡張（矢印）

常所見を熟知すること」が，医師になってからの目標に到達するための必須の基本的能力であると考えています．

　ちなみに，本例で期待する心電図所見は正常ですが，もし図15のように高度の左室肥大所見であるならどう考えるでしょうか？　血圧が正常で，雑音も聴取されないのであれば，肥大型心筋症による胸痛とも考えられます．このように，順次行う検査で，予想外の所見がみられたら，最初に思い浮かべた疾患の確率が低くなることを意味します．

　診察所見が予想に反して正常ではなく，心尖部にレバイン3/6度の収縮期雑音が聴取されればどうでしょうか（コラム6）？　この年齢で，よく聴取される収縮期雑音の原因として，AS，MR，左室流出路狭窄が挙げられます．ASでは，70歳前後から加齢により弁

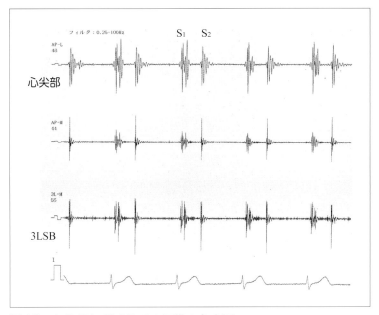

図 13　心尖部と 3LSB での正常の心音図
心尖部では S_1 が S_2 より大きく，3LSB では S_2 が S_1 より大きい

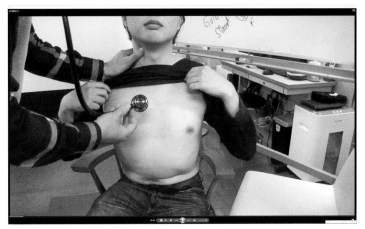

図 14　S_2 分裂の聴き方　▶️ ❿

　狭窄が進行してくることが多く，狭心症，意識消失，心不全が出現すれば高度狭窄であることが知られています．したがって，本例では病歴と身体診察から AS による狭心症症状であっても矛盾しません．この場合，身体診察を省略して，胸痛を生じるまで行う運動負荷心電図を施行することがとても危険であることを理解できるでしょう．

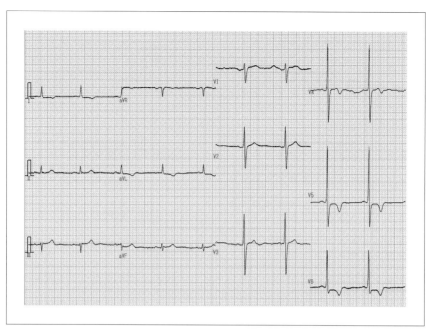

図 15　著明な左室肥大の心電図

コラム 6	雑音のレバイン分類

　胸壁で心雑音を手掌で触れれば（振戦ありと定義する）レバイン 4 度以上とし，なければレバイン 3 度以下と定義されています．指導医が 3/6 度と判断する雑音を研修医が 1/6 度と記載してもよいですが，指導医が 4/6 度と判断した雑音を研修医が 3/6 度と記載するのは不可です．心尖拍動や左室の Heave（持ち上がり）を振戦と間違う学生が結構多いように思います．

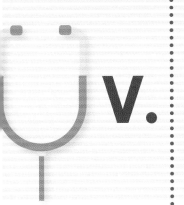

V. 内科系研修医と循環器非専門医の到達目標

　1979年の私の初期研修医時代のことです．38度の発熱と黄色のタンを伴った咳嗽の翌日に吐下血を主訴として搬送された70代の女性を，緊急胃内視鏡検査が施行された後に，担当医となりました．ボールマンⅢ型の胃がんがあり，そこから出血しているという報告書でした．胸部X線像では転移も否定できない陰影があり，全身状態も悪いので手術はできないと指導医より言われました．

　しかし，点滴と輸血の保存療法で患者はどんどん元気になり肺の浸潤影も消失し，退院前に胃バリウム検査をすると，施行医には「これは良性の潰瘍です」と言われました．当時は，そんなこともあるのだとあまり深く考えていませんでした．

　2年後，天理よろづ相談所病院でローテート内科レジデントとして消化器内科で研修していたとき，専門の先生との雑談で「それは急性胃粘膜病変でしょう」と言われました．専門医からみれば「急性胃粘膜病変は，浮腫が強ければ経験が少ない医師には胃がんにみえる」という当たり前のことが，非専門医の私は，報告書のみからでは理解できなかったのです．その後，ローテート先の診療科で，そのような目でみると，「狭心症は心電図で診断しない」，「近位筋の筋力低下の判定は握力計とは異なる」，「いったんインスリン治療を始めても状態が改善すれば経口剤に戻すことができる」など，専門医では当たり前すぎて，非専門医にあえて教えないことが多くありました．

　基幹病院での内科研修では，各専門診療科をローテートすることが多いです．そこでの到達目標は，専門すぎて非専門医には高すぎて到達不可能なことが多いように思います．それらは，将来，その専門診療科以外の内科を実践するときにも有用な知識や技能でしょうか？

　循環器非専門医であっても内科を標榜している限り，循環器疾患の初期診療は行わなければなりません．同様に，循環器専門医であっても，患者が他の臓器に由来すると思われる症状を訴えるときには内科医としてのある程度の基礎知識が必要です．私はこれらが，非専門医が目標とする専門領域の知識であると思います．

　循環器領域における内科研修医（非専門医）の目標（私見）については，2007年の内科学会誌に掲載しています[2]．心筋シンチグラム，カテーテル検査での狭窄度の読影は不要であると思います．病歴や必要最低限の診察所見，ほぼどこの診療所でも使える胸部X線検査，一般採血から，循環器専門医に（すぐに）診てもらわなければいけないかどうかの判断を，社会からは求められているのです．心電図の細かな所見も不要です．**図16**は胸

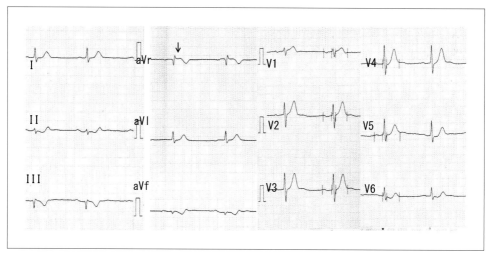

図16　4時間胸部圧迫が持続した78歳の男性
aVRのST上昇がみられる（矢印）

表4　内科研修医になってからの到達目標

・異常バイタルサインの評価
・内頸静脈の拡張
・ギャロップリズム
・2/6度以上の心雑音
　—収縮期か拡張期かの判断
　—収縮期なら頸動脈への放散の有無
　—長いRR後の収縮期雑音の変化
・下肺野のクラックル
・腹水の有無と肝腫大
・下肢の浮腫

部圧迫感が4時間続いている78歳の男性です．国家試験に出題される可能性のある左主幹部病変と思われるaVRのST上昇を見逃しても，この病歴から急性心筋梗塞を強く疑うことができ，専門病院に転送すればよいのです．

　内科研修医（非専門医）の診察における到達目標は，表4のとおりで，日常診療を実践する循環器非専門医のそれと同じにすべきで，かつ到達可能なものにしなければなりません．そして何よりも，狭心症における期待される診察所見では異常所見がないということも含め，診察の限界を理解することが大切であると思います．

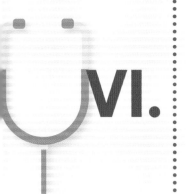

VI. 身体診察において検出することができる異常所見

　以下，各疾患の原因，自然歴を考慮し，かつ心エコー図の所見を加味して行う心雑音分析の考察を行いたいと思います．

1. 前胸部の触診

　前胸部での触診で，触知できる音と収縮期の広範囲な持続的な持ち上がりの有無を判定します．4LSB での持ち上がりを右室 heave，心尖部での持ち上がりを左室 heave と呼びます．前者は ASD など右室の容量負荷または急性の高度 MR の左房拍動（図 17）を，後者は拡張型心筋症などの左室の容量負荷を表しています．PH では 2LSB で主肺動脈の拍動やⅡp を触知することがあります．僧帽弁置換例では亢進した S_1 を触知することがあります（🎧❹）．心音を触知した場合は，その音が絶対的に亢進していると考えられます．

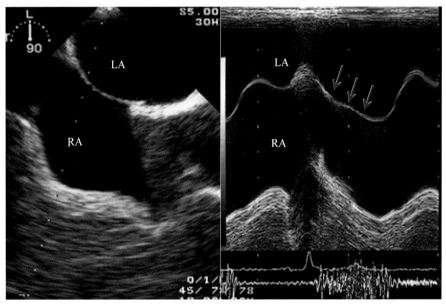

図 17　急性 MR の経食道心エコー図
左は断層図，右は M モード　左房が収縮期に拍動する（矢印）

2. 心音の聴診

　頸動脈を触知して S_1, S_2 を同定した後，心尖部から始めて，4LSB，3LSB，2LSB，2RSB の 5 カ所を聴取します．心尖部ではベル型も使用し，低音成分の S_3 や S_4 も聴取します．すべての部位で，「S_1 は正常か？」，「その周りに過剰音はないか？」，「S_2 の周りに過剰音はないか？」と順序立てて聴取します．2LSB〜3LSB では S_2 の分裂があるか，あれば呼吸性分裂かどうかを判定します．例え，大きな心雑音が存在していても，S_1 から順序立てて，その音にのみ集中して聴診します（コラム 7）．初めは時間を要しますが，慣れてくると素早く診察できるようになり，心雑音を自分で聴取できると加速度的に診断能力が向上していることを実感すると報告されています[3]．

　S_1 が 2 つに聴取されれば，S_1 + 駆出性クリックまたは S_4 + S_1 の可能性があります．駆出性クリックでは，音の成分がとてもスナッピーであるのが特徴です（図 18）．駆出性クリッ

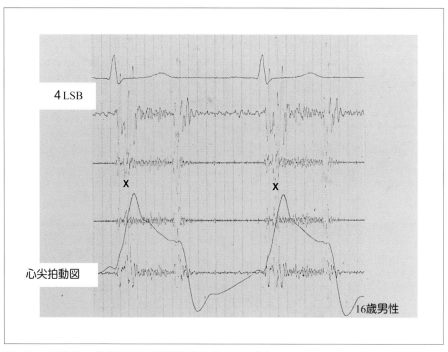

図 18　大動脈二尖弁における駆出性クリック（x）

コラム 7	集中して音を聴くこと

　S_1 を聴くときは，それ以外の音を聴かないようにします．S_2 の分裂に注目するときはそれ以外を聴かない，収縮期に注目すれば拡張期を聴かないということです．

　当方での学生実習で，上記を理解しているにもかかわらず，学生自身の聴診器では検出できないのに，私が聴診してその聴診器（イヤーピースのみ）を学生に渡して，「S_1 のみを注意して」や「S_2 のみを注意して」など言葉をそえると異常を検出できました．彼らにその理由をきくと，注意していたが集中力が足らなかったと評価していました．この場合，「集中すれば聴くことができた」という成功体験に気づかせることが重要です．

クを 2LSB で聴取されれば，PS や肺動脈の拡張による肺動脈弁由来のクリックである可能性が高く，心尖部から 4LSB で聴取されれば日本人には少ない先天性二尖弁または大動脈基部の拡大による大動脈弁由来のクリックが考えられます．心尖部で S_1 が 2 つ聴取され，前方成分が低音であれば，$S_4 + S_1$ の可能性があります．

　S_2 の位置に 2 つ心音が聴取されれば，その部位や音の高さにより鑑別します．S_2 の広い分裂（ⅡA＋Ⅱp)，収縮後期クリック＋ⅡA，ⅡA＋OS，ⅡA＋S_3，奔馬調などの可能性があります．

　心尖部で S_2 の位置に 2 つ心音が聴取され，後方成分が 2LSB で大きくなるなら，その後方成分はⅡp と考えられます．正常では聴取されない心尖部でⅡp が聴取されると，Ⅱp の亢進と判定します．左右短絡量が大きい ASD では，2LSB から 3LSB での収縮期雑音とともに S_2 が呼気でも吸気でも幅広く分裂します．しかし，短絡量が少ない ASD では，異常所見がないこともあります．

　僧帽弁逸脱症による収縮後期クリックは，4LSB から心尖部でよく聴取されスナッピーな音質が特徴的で，慣れればすぐに検出できるようになります（🎧❺)．これは頻度が多いので，実地経験が 2 年以上の医師で聴いたことがないなら聴き逃しているのでしょう．事前学習をきちんとした学生は，当方での 2 週間の実習でこの過剰音を確実に聴けるようになっています．

　OS は新規 MS 例がほとんど存在しない現在では聴くことは少ないです（🎧❻)．心尖部中心に広く聴取され，ASD における S_2 の固定性分裂より幅が広く，左側臥位にすると拡張期のランブルを同時に聴取できることが多いです．また S_1 を触知しなくとも，S_1 が亢進しているように感じます．

　S_3，S_4 は低音であるので，心尖部でベル型により聴取することができます．S_2 が心尖部で 2 つに聴取され，後方成分が低音であれば S_3 の可能性が高いです．単独の S_3，S_4 の意義は難しく，聴取できなくてもかまいません．しかし，奔馬調律を検出する必要はあります．心不全時に心尖部で聴取されることが多い奔馬調律をドプラ法で解析すると，PQ 時間が増大して心拍数が 100/分くらいに上昇した結果，左室流入波形における E 波と A 波が融合し速い流速になっており，これが奔馬調の原因と考えられます（図 19)．正常心臓であっても，同様のメカニズムで頻脈に 1 度房室ブロックが加われば奔馬調律のように聴取される可能性があります．

　2:1 房室ブロックで，心房収縮がちょうど拡張早期に一致すれば，上記と同じく E 波と A 波が融合するため，S_2 の位置に 2 つの心音が常に聴取されます（図 20)．

　上記のように，S_2 の位置に心音を 2 つ聴取する場合の鑑別ができなくとも，S_2 を 2 つ聴取するという記載でも十分です．心拍数が速い奔馬調律以外は，非専門医の到達しなければならない目標ではありません．

　この本の共著予定であった亀井三博先生は 15 年前の卒後 20 年目に，私の学生への講義を受けてから上記のような身体診察を実践し，6 カ月くらいで S_3 や僧帽弁由来の収縮後期クリックを検出できるようになり，診療がとても楽しくなったと言われています．50 代だった広島の開業医 N 先生も，同じ頃に私の講義を受けた後に，順序立てて心音を聴くよ

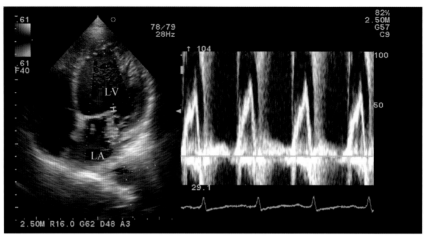

図 19　奔馬調を呈した拡張型心筋症の左室流入波形（82 歳女性）
PQ 時間が長く，頻脈のため E 波と A 波が融合している

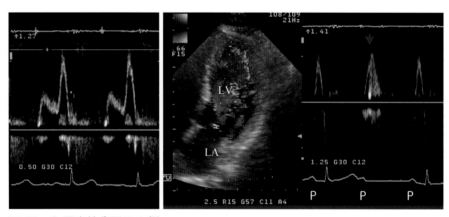

図 20　S2固定性分裂の 1 例
房室ブロックがないとき（左）の A 波は高いが，2：1 ブロック（右）では A 波と E 波が融合する（矢印）

うにしたら過剰音を検出できるようになり，診断に興味が出て心臓用エコープローブまで購入されました．50 歳近くになってからでも知識欲が刺激されれば習得できるのですから，若い学生・研修医ならその気になれば必ず到達できるものと思います．楽しく診察する，学習効果を体感することが習得する一番のコツであると再認識させられます．

3. 心雑音

　過剰心音の有無を判定した後は，心音聴取と同じく各部位で，収縮期雑音のみ，拡張期雑音のみを集中して聴取します．心不全などで，心拍数が 100/分以上で肺の雑音もあり呼吸数が速くなると，心雑音が収縮期か拡張期かを判定できません．その場合では，「心雑音は聴取されるが，頻脈のため収縮期か拡張期かの判定は不可」と記載します．そして，心拍数が低下したときに再度，心音・心雑音を記載します．

　心雑音に関する内科研修医（非専門医）の目標は，循環器専門医が2/6度以上と判断する心雑音を聴取でき，それが収縮期か拡張期か，収縮期なら頸動脈に放散するか，長いRR後にどう変化するかを判定することです．そして，自らが心雑音を聴取しないと判断すれば，無症状の例では心エコー図がなくとも有意な弁膜症がないと言えることです．しかし，どんな心雑音でもそれを有意と考えれば，2017年現在では，心エコー図で雑音の起源と疾患の重症度を判定することは必須です．

　診察所見から特定の弁膜症を考えたとき，可能な限りその原因を同時に考える習慣をつけてください．

　学童期から心雑音を指摘されたという情報は，診断のプロセスに意味がありますが，以前に心雑音の指摘がなかったということは，検診医師の聴診能力が一定ではないのであまりあてになりません．

A.　収縮期雑音

　収縮期雑音を聴取すれば，最大に聴取できる部位，レバイン分類による大きさの程度，頸部への放散の有無を記載します．心拍数が70/分以下なら収縮初期，中期，後期，汎収縮期かを判断できれば望ましいですが，収縮期と拡張期を確実に区別ができればそれでも十分であると思います．両側の頸部への放散があれば，大動脈弁由来の可能性が高いです．

　期外収縮や心房細動などでRR間隔が変動すれば，先行RR間隔が長いときでは，短いときと比べて雑音が大きいかどうかは鑑別に重要です．先行RR間隔が長いと左室の拡大により駆出量が増加し圧較差が増加するので，大動脈弁や左室流出路からの雑音は大きくなり（図21），流速は増加します（図22）．一方MRでは，心房細動での長い先行RR後（🎧❼），期外収縮後（🎧❽）では大動脈圧が下降するため，左室から大動脈にも駆出し

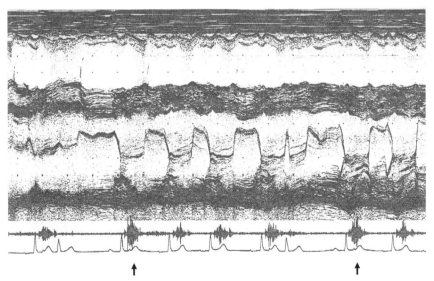

図21　AS例のMモード心エコー図と心音図
PAC後に雑音が増大する（矢印）

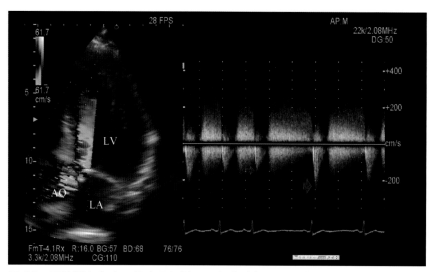

図22　不整脈を有する軽症 AS 例での大動脈弁通過血流速
大動脈弁を通過する血流速は，先行 RR 間隔が短いと減少（細矢印）し，長いと増大する（太矢印）

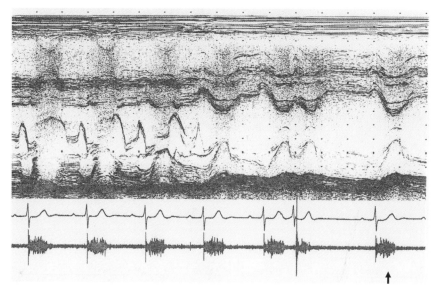

図23　MR 例の M モード心エコー図と心音図
PAC 後雑音の大きさは変化しない（矢印）

やすくなるため，雑音の大きさは変化しないことが多いです（図23）．
　以下，成人の収縮期雑音の主たる原因である AS，MR，左室流出路狭窄を中心に述べていきたいと思います．

AS による雑音

　AS の雑音の特徴は，心尖部，3LSB，2LSB にかけて広い範囲に聴取される荒い収縮期

雑音で，両側の頸部に放散することです．心尖部が最強点であることもあります．ASの原因は，ほとんどが高血圧と加齢による動脈硬化です．欧米人ほどは多くないですが，日本人でも先天性大動脈二尖弁はありえます．駆出性クリックがあれば大動脈二尖弁の可能性が高くなります．弁狭窄は70歳前後位から急速に進行し，心不全，狭心症，失神が生ずれば，高度な狭窄があることを意味します．なんらかの症状が出現すれば，手術以外に症状の改善を期待できず，他に合併症がなければ，80歳以上であっても手術すべき疾患であると思います．

　頸動脈波形が遅脈，収縮期雑音のピークの後方への偏移，S_2の奇異性分裂はASが高度になってきた所見です．高齢になりASがきわめて進行すると「昔は血圧が高かったのに，最近は正常です」ということもよくあります．心不全を合併し，心拍出量が低下すると収縮期雑音の性状は変化し，MRと間違うこともしばしばあります．診察のみからの鑑別は難しく，収縮期雑音が頸部に放散しておれば，ASの存在を考え，重症度は心エコー図により判断すればよいと思っています（コラム8）．

コラム8　心エコー図によるASの診断

　大動脈弁の流速を連続波ドプラで測定（Vm/sec）すると，瞬時・瞬時の圧較差は$4*V^2$で計算されます．通常，流速が4 m/sec以上では，高度のASと考えられます．圧較差を規定しているものは，弁口面積，大動脈弁を通過する流量ですが，狭窄弁口面積は固定が前提ですので流速は流量に比例します．心臓が過収縮になる緊張状態や有意なARがあれば，収縮期に大動脈弁を通過する流量が増加するため，流速が増加します．一方，心不全になり，低心拍出量状態になると，同じ高度なASであっても流速が3 m/sec程度にしかないこともあります．流速以外にも，大動脈弁の開き方，左室の肥大の程度などを総合してASの重症度を判定します．

　MRシグナルが大動脈後方に向かうと，AS測定の連続波ドプラ測定と同一線上近くに存在することになり，MRの速い流速をASの流速と間違うことがありえます（図24）．

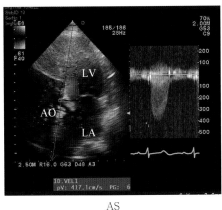

AS　　　　　MR

図24　連続波ドプラでの計測方法
断層図でガイドしても，MRジェット（右）がAO後方に向かうと，どちらの血流を測定したのか判定は難しい（左はASの計測部位）
AO：大動脈，LA：左心房，LV：左心室，ピンクのライン：連続波ドプラのガイドを示す

AS 例において，Graham Steell 雑音の聴診と同様に座位で前屈みにして呼気末期で息止めさせると，灌水様の拡張期雑音を結構な頻度で聴取します．たとえ拡張期雑音が聴取されなくとも，心エコー図では心尖部に向かう比較的高度な AR シグナルをみることは多々あります．その場合，脈圧が小さく左室の拡大が軽度であれば，主たる血行動態は AS と考え，血管拡張剤の投与には注意が必要です．

高度な AS により左室肥大が著明になると左室流出路狭窄も合併することもあります．その場合，AS が手術で解除されれば左室は過収縮するため，軽度であった左室流出路狭窄が高度となり，大きな収縮期雑音が術後に聴取されることがあります．

MR による雑音

MR では，その原因として大きく僧帽弁自体によるものと心筋，心房病変などによる二次性のものが考えられますが，診察所見からそれを鑑別することは難しいと思います．逆流量が多いと心尖部で S_3 を聴取できます．

弁由来の MR の原因としては，腱索断裂を含む広義の僧帽弁逸脱症，弁の穿孔です．2017 年現在では，リウマチ性 MR はほとんどみられません．

僧帽弁前尖逸脱では，逆流ジェットが左房後方に向かうので，収縮期雑音は 4LSB から心尖部そして腋窩から背面に放散します．一方，僧帽弁後尖逸脱においては，収縮期雑音は心尖部から 4LSB に聴取され，背部にはほとんど放散しません．この場合，VSD との鑑別はきわめて難しいです．僧帽弁後尖逸脱による逆流ジェットが大動脈後方にきわめて限局的にみられる場合は，軽度ですが雑音が頸部放散することがあります．心エコー図での逆流ジェットの方向をみると，その診察所見に納得できます（図 25：▶⓫，▶⓬）．

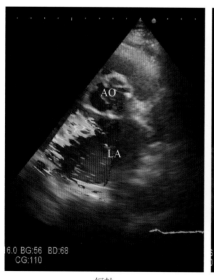
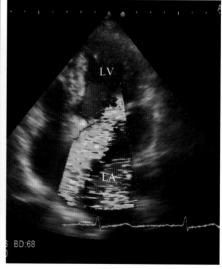

短軸   四腔像

図 25　僧帽弁後尖逸脱のカラー M モード心エコー図   ▶⓫，▶⓬
AO 後方に MR のジェットがみえる

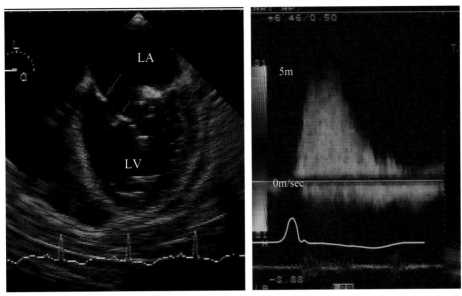

図26　僧帽弁穿孔例の経食道心エコー図と FFT 表示
僧帽弁に穿孔（矢印の間）がみられ，右の FFT 表示では収縮後期では速い流速はみられない

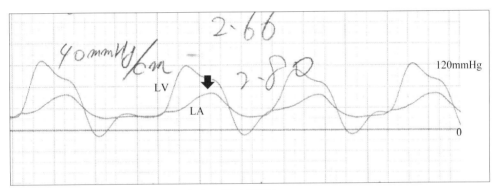

図27　急性 MR における左房・左室の同時圧測定
左房の cv 波（矢印）が目立ち，収縮後期では左房‐左室の圧較差が小さい

　主要な腱索の断裂，乳頭筋破裂，細菌性心内膜炎による僧帽弁穿孔による急性 MR では，突然の高度な心不全が生じます．逆流量は多いのに，雑音がほとんど聴取できない，または収縮早期に限局する小さな雑音しか聴取できないことが多いです．図26（▶⑬）は細菌性心内膜炎による大きな僧帽弁穿孔の一例で，ショック状態で入院されました．雑音は収縮早期のみで，FFT 表示では収縮早期にのみ MR の速い血流が記録されます．経皮的僧帽弁交連切開術直後に高度 MR が出現して緊急手術された例でのカテーテル検査における左室・左房同時圧記録では，左房の著明な cv 波により収縮後期には圧較差が著明に減少するのがわかります（図27）．このように，心エコー図や左室・左房同時圧を解析することで，高度の心不全を呈する急性 MR では収縮期雑音が小さく，かつ収縮早期のみにしか聴取しないという特徴的な診察所見を説明できます．
　弁自体の問題以外の MR の原因として，びまん性の左室腔の拡大による僧帽弁輪拡大

27

や，左室の局所的な収縮異常や著明な左房拡大により部分的に腱索が引っ張られ，僧帽弁が適切に閉鎖しない，いわゆる tethering 効果があります．

症例 02 39歳男性▶39歳男性が，1週間前から咳が持続して寝られない，咳止めをほしいということで来院されました．診察すると，心拍数 100/分で，奔馬調律と 2/6 度の収縮期雑音が聴取されました．

　この診察所見は心不全を示唆しますので，再度病歴を聴取すると，この1週間，夜間では息苦しくて座って寝ているということでした．これは，心不全による夜間の起座呼吸と考えられます．心エコー図で，びまん性の収縮低下を伴った左室拡大，高度な MR がみられ，MR の原因として僧帽弁輪拡大が考えられました．しかし，この病歴とこの診察所見からでは，腱索断裂による急性 MR でも矛盾しません．本例で，心不全が改善した後では，この収縮期雑音は消失しました．僧帽弁輪拡大による MR は，心不全の改善により可逆的です．

　図28の心電図のように下壁梗塞が疑われれば，心尖部に聴取された 2/6 度の収縮期雑音の原因は乳頭筋不全による MR が考えやすく，心エコー図で確認できます．

　図29の静止画像（▶⓮，▶⓯，▶⓰）では，3例とも中等度の僧帽弁逆流シグナルが記録されています．しかし，これに時間軸を加えたカラー M モード心エコー図では，収縮早期のみ，収縮後期のみ，汎収縮期とすべて時相が異なっています（図30，31，32）．これらの雑音は各々，収縮早期，収縮後期，汎収縮期と時相が異なっていました．心エコー図で病態を解析して，自分のとった診察所見を意味づけできたら楽しいと思いませんか？

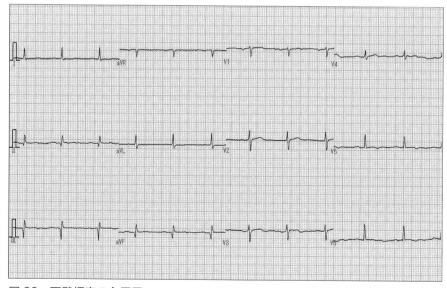

図28　下壁梗塞の心電図
Ⅲ，aVF での異常 Q 波がみられる

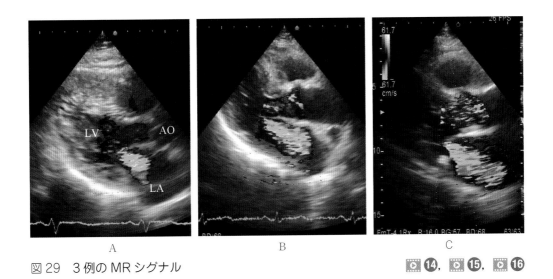

A   B   C

図29　3例のMRシグナル

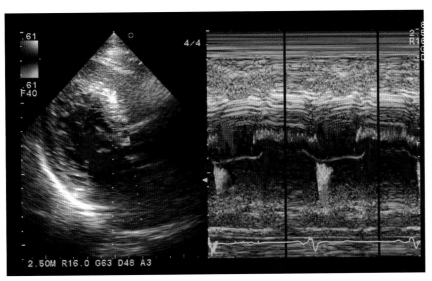

図30　症例Aのカラー M モード心エコー図
収縮早期にのみ MR シグナル

症例 03　**75 歳男性**▶ 1 週間前に数時間続く胸部圧迫感があり，昨日より安静時の息切れが生じてきたので近医から転送された 75 歳男性に，2/6 度の収縮期雑音を 4LSB から心尖部に聴取されました．

　心エコー検査では，広範な前壁中隔が無収縮で後壁は動いており，MR は軽度でした．しかし，臨床的には急性心筋梗塞後数日目の心不全であり，雑音とあわせて考えると心室中隔穿孔の可能性が高いので心エコー図を再検したところ，心尖部から右室に向かうモザイク血流シグナルを検出し，穿孔部位を診断できました（図33：⏵⑰，⏵⑱）．本例では，心雑音の解析に病歴がきわめて重要な役割を果たしていました．

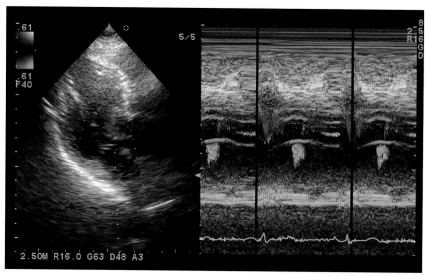

図31　症例 B のカラー M モード心エコー図
収縮後期の MR シグナル

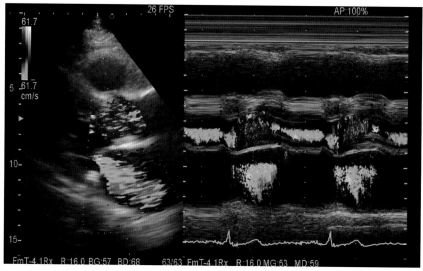

図32　症例 C のカラー M モード心エコー図
汎収縮期の MR シグナル

左室流出路狭窄による雑音

　左室流出路狭窄による収縮期雑音は 4LSB から心尖部で聴取でき，頸部や背部に放散しないことが特徴です．左室流出路狭窄が高度になれば，MR が出現します（図 34：▶ ⑲，▶ ⑳）．その場合，収縮期雑音の原因は，左室流出路か僧帽弁かを判断できません．20 年前までは，このような例はほとんど肥大型閉塞性心筋症と考えられていました．しかし，ドプラ心エコー図の出現により以下のような病態が判明してきました[4]．

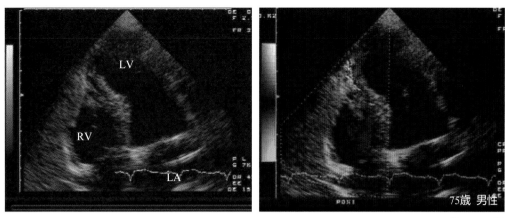

図33　心室中隔穿孔（左断層，右カラー像）　
心尖部の穿孔部と思われるところ（矢印）にカラー flow（右）がみられる

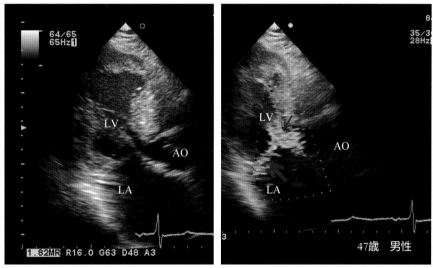

図34　肥大型閉塞型心筋症例の心尖部像
収縮中期で MR シグナル（太矢印）と左室流出路のモザイクシグナル（細矢印）

 症例 **80歳女性▶**2日前よりの発熱，全身倦怠感を主訴として来院しました．バイタルは安定していましたが，前胸部全体に以前指摘されたことがない4/6度の収縮期雑音が聴取されました．

　来院時の心エコー図では，SAM があり MR はなく，左室流出路の流速は5 m/sec でした．点滴治療などで症状が安定した3週間後では心雑音は聴取できず，SAM も消失し，左室流出路の流速も 0.5 m/sec と正常化しました（**図35**）[5]．

　高齢者で心筋肥大がなくとも加齢減少による S 状中隔（**コラム9**，**図36**）があれば，左室流出路由来の収縮期雑音が聴取されることがまれならずあります．そして，発熱や消化管出血などで左室が縮小し，過収縮になるような病態では圧較差が増大して一過性に大き

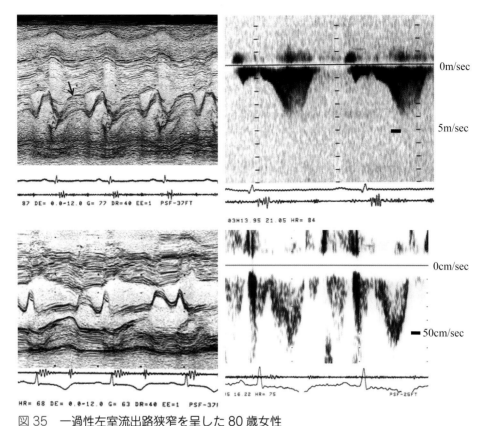

図 35　一過性左室流出路狭窄を呈した 80 歳女性
上段左で SAM（矢印）があり左室流出路は 5 m/sec だが，下段の改善時では SAM は消失し，流速は 0.5 m/sec になっている

な収縮期雑音として聴取されることがあります．

　図 37 は無症状の 74 歳女性ですが，2 回の外来受診時での雑音の大きさが異なり，左室流出路の流速が 4 m/sec と 2 m/sec とかなり変動します．つまり，症状が安定していても左室流出路狭窄は動的です．

その他の収縮期雑音

　TR は MR と同様にさまざまな原因により生じ，原因として，1）弁自体によるもの，2）PH によるもの，3）左心不全によるもの，の 3 つに分類されます．TR の雑音の大きさは右室収縮期圧に依存し，右室収縮期圧は，心エコー図で TR の流速（Vm/sec）を測定すると，$4*V^2+$右房圧で推定できます．

　図 38（▶❷❸）は胸部打撲後 30 年経過して発見された 80 歳の外傷性 TR です．立位で内頸静脈に cv 波がみられますが心雑音はまったく聴取できません．心エコー図では，三尖弁の一部はほぼ消失し，逆流波形は 1 m/sec 以下の層流であり，雑音が聴取できない原因は，右房と右室に収縮期の圧較差がないということで説明できます．

　一方，PH が原因での TR では 4LSB を中心とする収縮期雑音として認識できます．

| コラム9 | S状（心室）中隔 |

　加齢により心室中隔がS状に変形し（左），そのため左室流出路狭窄が出現する可能性があります（図36：📹❷❶，📹❷❷）．

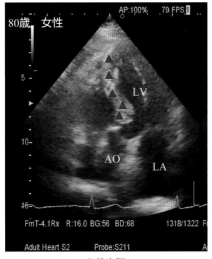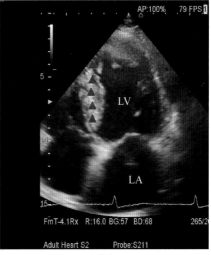

S状中隔　　　　　　　　　　　　　　　正常中隔

図36　S状中隔（心尖部からの五腔像）　　　　　　　📹❷❶，📹❷❷
心室中隔（矢印ライン）から大動脈にかけて左ではS状になっている（右は正常例）

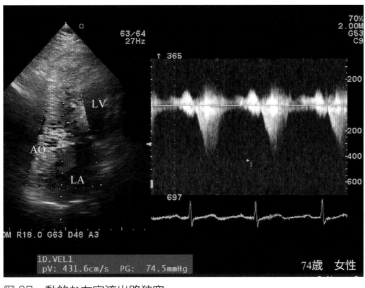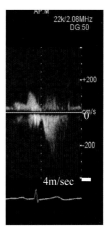

図37　動的な左室流出路狭窄
流速が4 m/secと2 m/secまで変動

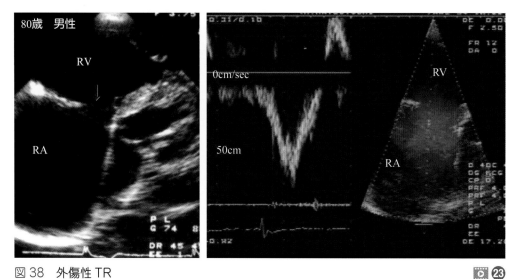

図 38　外傷性 TR　　　　　　　　　　　　　　　　　　　　　　　　🎬 ❷❸
RA，RV は著明に拡大し，三尖弁は一部消失し（矢印），TR シグナルは遅く単色である

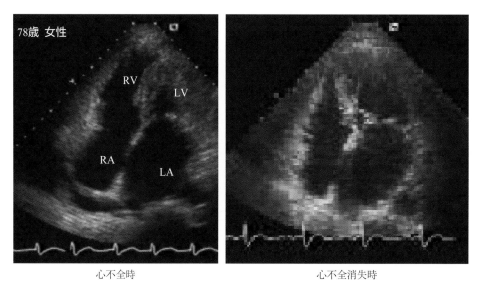

心不全時　　　　　　　　　　　　　　　　心不全消失時

図 39　心不全中の一過性の高度 TR　　　　　　🎬 ❷❹，🎬 ❷❺
三尖弁輪は拡大し高度な TR がみられる（左），治療後では三尖弁輪は縮小し，TR はほとんどみられない

　左心不全による TR は，僧帽弁輪拡大による MR と同様に心不全の治療で減少または消失することが多いです．右室収縮期圧がせいぜい 40 mmHg までなので，あまり大きな雑音とはなりません．80 歳のうっ血性心不全例で，心不全時の心エコー図では三尖弁輪は拡大し高度の TR がありますが，心不全消失後では，三尖弁輪は縮小し TR は軽度しかみられません（図 39：🎬 ❷❹，🎬 ❷❺）．

　高齢者の洞調律例で TR を示唆する診察所見がなく，断層心エコー図でも心腔の拡大なく弁形態に異常がなくとも，ドプラ法では中等度から高度の TR シグナルがみられることがあります．特に高齢になるとその頻度は多くなります．しかし，流速が 2 m/sec 以下な

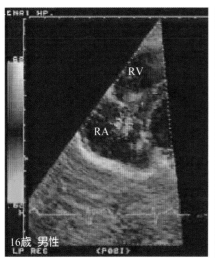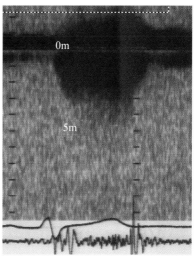

図 40　左室・右房交通症
右室内に 5 m/sec のモザイク flow がみられる

ら生理的範囲内で問題がないと私は思っています.

症例 05　16 歳男性 ▶ 学校検診で 3LSB ～ 4LSB に 3/6 度の収縮期雑音を聴取された無症状の 16 歳男性が，心エコー図で TR の流速が 5 m/sec を示したため PH の精査のため紹介されました（図 40：▶🎦㉖）.

　心電図，X 線は正常で，心エコー図では右室の拡大はなく形態的に正常でしたので，心音とあわせて考えるとドプラエコーのない時代なら小さな VSD と診断されます．TR が 5 m/sec というのは右室圧が 100 mmHg で，右室流出路狭窄または肺動脈弁狭窄がなければ肺動脈収縮期圧が 100 mmHg となります.

　臨床医学の知識として，100 mmHg の PH と，症状なく心電図が正常であることとは矛盾するということを知っていれば，次に述べるような比較的まれな疾患を知らずとも，「心エコー図による PH との診断」を無批判に受け入れることはなくなります.

　本例は，左室・右房交通症という VSD の一亜型でした．左室から右房への速いシャント血流を TR シグナルと間違えられたのでした.

B. 拡張期雑音

　2017 年現在では，MS 例がほとんどないので，拡張期雑音の原因は AR であることが多いです．AR の拡張期雑音の性状は灌水様で，MS の低調なランブルとは音質が異なります（🎧➒）．PR では，TR の雑音と同様に，PH にならないかぎり AR のような灌水様の雑音にはなりません．その他，ASD で左右短絡が多くなれば三尖弁を通過する流量が増加するため拡張中期雑音を 4LSB にて聴取します.

ARは左室に対する容量負荷の疾患で，重症度は大動脈脈圧，つまり血圧の上下差とほぼ相関します．雑音が拡張期全般か，拡張早期のみに聴取されるかの判断は重要です．拡張期全般に聴取できるということは，左室拡張末期圧があまり上昇していない状態です．経過観察の途中で，雑音を拡張早期にしか聴取できなくなると左室拡張末期圧が上昇した心不全状態であると考えられます．同様に，急性の高度なARによる心不全でも，拡張早期に小さな雑音と奔馬調しか聴取しないことが多いです[6]．しかし，その場合でも，脈圧が増大することなどARの末梢サインは存在します．心エコー図で計測できる左室拡張末期径は，慢性のARではかなり増大しないと心不全を呈しませんが，急性のARでは，軽度増大にもかかわらず心不全になりえます．

ARの原因の多くは，加齢と長期間の高血圧による弁の変性です．日本人には少ないですが，駆出性クリックを伴っていれば先天性大動脈二尖弁によるARが考えられます（🎧❿）．マルファン症候群などでは，バルサルバ洞から上行大動脈の拡大によりARが生じます．大動脈解離が逆向性に進行すれば，ARも考慮しなければなりませんし，微熱や塞栓症状があれば，細菌性心内膜炎による大動脈弁穿孔もありえます．ARの原因の判断は，心エコー図での大動脈弁の形態とARジェットの方向で行います．

症例 06 **無症状の70歳女性**▶老人健診で2/6度の灌水用の拡張期雑音が3LSB〜4LSBにかけて聴取されました．血圧は130/80 mmHgで，胸部X線と心電図は正常でした．

雑音の性状からARが存在することが考えられます．本例では脈圧は正常で，心電図，胸部X線で左室負荷がないので，軽症のARであると言えます．

拡張期雑音がなくとも，高齢者で特に高血圧を合併していれば心エコー図でARシグナルが心尖部にまで達することは結構あります．しかし，拡張期雑音が聴取される例と同様に，脈圧が大きくなく左室拡大が軽微なら有意なARではないと考えます．

症例 07 **75歳女性　進行性の息切れ**▶2年前から労作時の息切れが進行し，最近では軽度の労作で息切れが出現してきました．診察では血圧100/80 mmHgで，3LSBに1/6度の頸部には放散しない収縮期雑音と3/6度の灌水様の拡張期雑音を聴取しました（🎧⓫）．

拡張期雑音の性状からは，ARを最初に考えます．しかし，本例では脈圧が20 mmHgと小さく，脈圧が開大するARの心不全とは様相を異にします．PRでは，肺動脈圧が高くなるとARと同じような雑音を呈することを知っておれば，これはPHよるPRと解釈可能です．労作での息切れと脈圧が小さいことは，低心拍出量状態と考えられます．そして，胸部X線での左第1弓や左第4弓の拡大や心電図で左室肥大がないことはARに否定的であり，肺動脈の拡大や心電図で右軸偏位があればPRを示唆します．

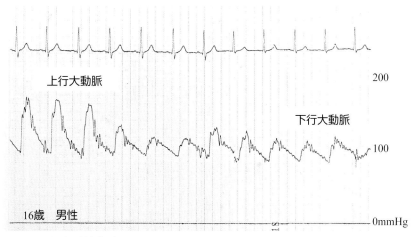

図 41　大動脈縮窄症
引き抜き曲線で，拡張期圧は同じで収縮期のみに圧較差がある

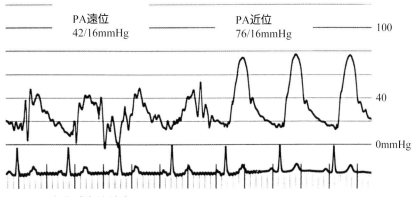

図 42　肺動脈分枝狭窄
引き抜き曲線で，拡張期圧は同じで収縮期のみに圧較差がある

C. その他の心雑音

　収縮期雑音が，S_2を超えると判断するならば trans-systolic と記載します．これは，心臓内からの雑音ではなく，大動脈弁か肺動脈弁より遠位の狭窄を示唆します．背面で聴取されれば，大動脈縮窄症や肺動脈分枝狭窄が考えられます（図 41, 42）．S_2をはさんで心周期全体に心雑音が聴取されれば，連続性雑音と定義され，動脈系と静脈系の交通が示唆されます（🎧⑫）．PDA は 2LSB で連続性雑音が聴取される代表的な疾患ですが，アイゼンメンゲル化して肺動脈と大動脈の収縮期圧が同じになると，連続性雑音は聴取されなくなります（コラム 10）．

　3LSB〜4LSB で以前に指摘されていなかった大きな連続雑音を聴取すれば，バルサルバ洞動脈瘤の破裂を考えますし，以前から心雑音を指摘されているなら冠状動脈瘻を最初に考えます．

コラム 10 | アイゼンメンゲル症候群

　VSD や PDA で左右短絡量が多いと，肺血流量が増加するため幼少時期に心不全となります．それに対して肺動脈の抵抗を上昇させて肺血流量を減少させ，肺を守るという生体反応が 5～10 歳で生じます．そして，肺動脈と大動脈圧は収縮期に等圧となり，シャントは両方向性となって，患者の状態は一時的に改善します．これをアイゼンメンゲル化といいますが，現在では，心不全をきたすくらいの VSD や PDA は幼少期に手術されるので，若い医師はこのような症例を経験することはほぼないのではないかと思います．

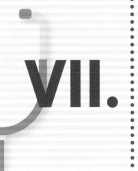

VII. ドプラ法による心雑音の分析とその限界

　1977年，私が医学部6回生であったときのことです．VSD患者の左室造影をみて，「収縮期だけではなく拡張期にも造影剤が左室から右室に流れているのでは？」と教官に質問しましたが，「そんなことは絶対にない．見間違いでしょう」と言われました．

　その後，1990年代からドプラ法が発達し，カラーMモード心エコー図やFFT表示が心音や病態の解析に寄与するようになりました．VSD例をドプラで観察すると，すべての心周期を通じて左室から右室に流れる血流が存在することがわかります（図43：　　❷❼，❷❽）．FFT表示にすると，収縮期には速く，拡張期には遅い血流シグナルがみられます（図44）．学生時代の私の観察は正しかったのです．教官は雑音が収縮期なので短絡血流は収縮期のはずであるという思い込みがあったのでしょう（**コラム11**）．

　ASDでは，欠損口を通過する血流は遅いので雑音とはならないですが，それが速くなる

コラム11　　事実と想像（思いこみ）

　当診療所には，医学部5〜6回生の学生が2週間の予定で時々研修に来られます．彼らと話をしていると，大学では学習すべきものが多すぎるためか，物事を理解しないで受け入れていることが多いように思います．ひと言で言えば，事実と想像を区別せずに，自分の知識に加えている印象です．

　「薬を飲んだ．病気が治った．薬が効いた」は有名な「さんた」理論です．このなかで，事実は「薬を飲んだ」こと，「病気が治った」ことであり，「薬が効いた」は本人の想像（思いこみ）です．くだんのこの教官も「収縮期雑音であるのでシャント血流は収縮期のみである」という思いこみがあったのでしょう．薬を飲んだことと病気が治ったことの因果関係は判定できませんが，相関関係については，同じ症状の患者さんを100人ずつダブルブラインドで偽薬群と実薬群に振り分けて統計的に調べることはできます．

　結構多くの患者が，「ふらふらするので，血圧を測定すると高かった」から，高血圧のせいでふらふらすると訴えます．これも「ふらふらする」，と「血圧が高い」のは事実ですが，相関関係についてはどうでしょうか？　なんらかの原因でふらふらし，体内からカテコールアミンが放出されて，血圧が上昇したと考えることもできます．「血圧が高いから，ふらふらする」というのは患者本人の思い（想像）であり，正確には「血圧のせいでふらふらすると私は思う」です．その場合，担当した医師は，血圧上昇と症状の相関関係を客観的に判断しなければなりません．

　科学的に議論するためには，事実は何か？　議論している疾患の定義は何か？　疾患につき議論するための前提は何か？　を考える必要があります．

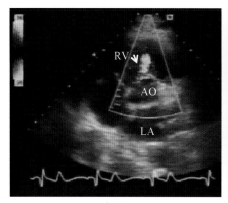

| 短軸 | 長軸 |

図43 VSD の短軸と長軸カラー像 ▶27, ▶28
矢印が VSD のカラーシグナル

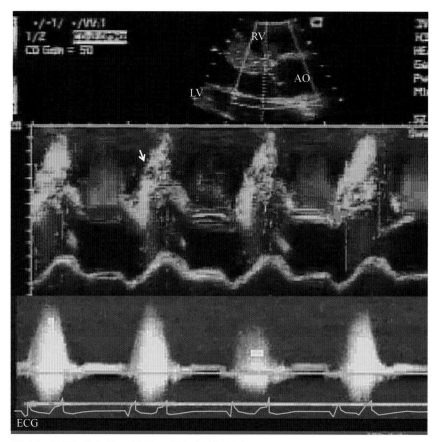

図44 VSD のカラー M モードと FFT 表示
赤い血流（赤矢印）は拡張期の遅いシャント血流，モザイク血流（白矢印）は収縮期の速い
シャント血流（上段矢印が VSD）

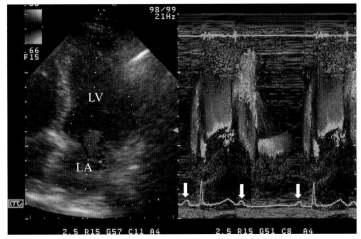

図 45　2：1 房室ブロック例にみられた拡張期 MR　
白矢印は P 波，赤矢印ラインが拡張期 MR

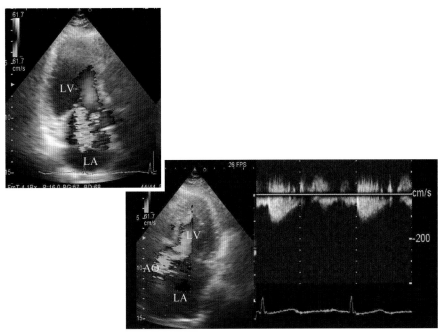

図 46　収縮期雑音の 1 例
MR 2〜3＋　AO の血流速は 1.5 m/sec

と雑音として認識できます[7,8]．その他，房室ブロックや PQ 時間が長いと，拡張期に MR や TR が生じることが判明してきましたが，雑音が生じないのはその血流速が遅いためと考えられます（図 45：）．

　大動脈弁を通過する血流速は 1 m/sec 以下であるのが正常であり，左室流出路においても同じです．血流速が 1.5 m/sec 以上であれば収縮期雑音として認識してもいいのではと私は思っています．MR については，図 29（29 頁参照）のように聴取される雑音とカラー

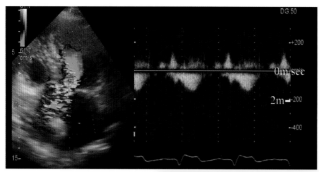

図 47　収縮期雑音の 1 例
左室流出路の血流速は 1.5 m/
sec（上段）で AO の血流速は
2.5 m/sec（下段）

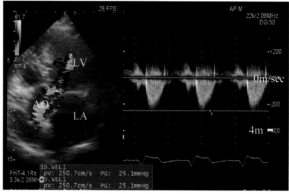

のタイミングが一致する例もありますが，収縮後期雑音（🎧⓭）にもかかわらず，カラー
M モード心エコー図でみると収縮期全般に逆流がみられることは少なくありません．ま
た，心エコー図の解像度が上昇するにつれ，中等度の MR シグナルがみられても収縮期雑
音を聴取しない例も多々あります．

　図 46，図 47 はともに 2/6 度の収縮期雑音を 3LSB〜4LSB に聴取する 70 代と 80 代の女
性です．70 代の女性では，各心腔の大きさは正常で僧帽弁に器質的な異常はありませんで
したが，MR シグナルが 2〜3＋，また大動脈を通過する血流速は 1.5 m/sec でした（図
46）．本例では，雑音の原因を大動脈弁か僧帽弁かに特定できません．同じく，S 状中隔
がある 80 代の女性では，左室流出路では 1.5 m/sec で大動脈弁では 2.5 m/sec です（図
47）．この例でも，収縮期雑音の由来がどちらであるかを判定できません．

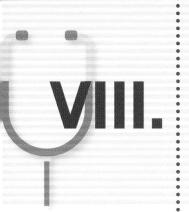

VIII. 記載の実際（客観的記載と主観的記載）

　所見をカンファレンスで述べたりカルテに記載することは，自分がとった所見を他人と共有することが目的です．そのためには，所見は客観的でなければなりません．

　S_1は正常，S_2は呼吸性分裂認めず（またはあり）で過剰心音はありません，と自分なりの身体診察の順序をふまえて，本当に聴取できたもののみを記載する習慣をつけることが重要です（コラム12）．

　当方への長期研修希望の方には，既出の学生の到達目標（表3＝8頁参照）をクリアしてきてもらうことを条件にしています．しかし，彼らの研修初日に毎回来ていただいている完全房室ブロックの患者さんを診て，S_1の大きさの変化や，キャノンサウンドを検出できた学生・研修医はいませんでした（図48：🎧⑭）．その患者さんを聴診した後に彼らが述べた所見では，枕詞のように「S_1，S_2に異常はなく，過剰心音も認めません」でありましたが，実習前に「きちんとS_1，S_2から聴取していた」というのは思い込みであったことを自覚させることができました．学生・研修医自身に「診察はセレモニーではない」と本当に気づかせることが指導医の重要な役割のひとつであることを痛感します．

　「大きな収縮期雑音が聴取されます」では不十分です．この雑音の大きさの程度，最強点，頸動脈への放散の有無，などが脱落しています．では，「レバイン2/6度の駆出性雑音が大動脈弁領域に聴取されます」ではどうでしょうか？　駆出性，逆流性というのは，聴診した人の判断を含む表現です．図49のように漸増・漸減性であっても，収縮中期と記

コラム12　聴こえていると思うとの発言

　心音・心雑音のトレーニングにおいて，聴診してその音を検出できたかどうかの判断を指導医から求められたとき，「聴こえると思います」は不可です．

　学習者の返答としては，「聴こえる」か，「（現在の私には）聴こえない」かのどちらかです．成長していくためには，それを検出できたのか，できなかったのかという自己評価を明確にする必要があります．「たぶん聞こえます」，「聞こえると思います」という発言は避けて，聴こえなければ「聴こえません」で構いません．トレーニングを経ていずれ聴取可能になるのが目的なのですから，自己評価は欠かせません．

　学生のなかには，国家試験の影響か，可能性のある疾患を考えて，「こんな雑音，過剰心音があるはず」という思いこみから，聴こえていない所見を「あり」として返事する人がいます．これは絶対に避けてほしいことであり，自分が本当に聴取したもののみを記載する習慣が大切です．

　教官の質問に対して学生・研修医が返答した場合，1）なぜそう思うか，2）根拠はあるのか，を必ず質問してほしいと思います．彼らは，国家試験の四択の回答のように，答えがあっていれば，たとえ根拠があやふやであってもそれでよいと思っていることが多いように思います．回答を教え，知識を増やすことより，どのような事実からそう思うのかを学生に考えさせる習慣をつけさせ，できなかった理由を考えさせるのみではなく，うまくいった原因をも考察できるように指導することが重要です．

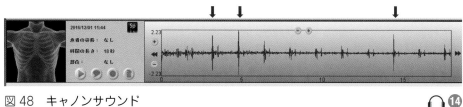

図 48　キャノンサウンド　🎧 ⑭
規則正しい心拍で矢印のごとくランダムにS₁が強くなる

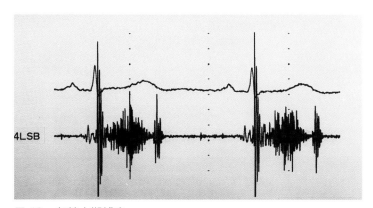

図 49　収縮中期雑音

載したほうがよいと思います．同様に，漸減性と判断したなら，逆流性というより漸減性とそのまま表現したほうがよいと思います．心拍数が遅い場合では，収縮期雑音が収縮期のなかのどのタイミング（早期，後期，汎収縮期）かを，判定できたほうが望ましいですが，非専門医としての到達目標を超えています．

　ASの雑音は心尖部から，3LSB，2RSBと広い範囲で聴取でき，頸部に放散します．大動脈弁領域という言葉も，雑音における「駆出性」と同じく聴診者の判断を含む表現なので，避けたほうがよいと思います．

　ASの雑音が心尖部で一番大きく聴取できることもあります．心尖部のことを僧帽弁領域と変換してしまうと，実際にこの雑音を聴いていないカンファランスの参加者はMRの雑音と間違ってしまいます．同様に，三尖弁領域，肺動脈弁領域という言葉も私は用いません．自分自身で使用している言葉の定義を明確にする習慣をつけてください．

　そして，ひとつの雑音についてはワンセンテンスで記載します．例えば，「両側頸部に放散する3/6度の収縮期雑音が心尖部中心として3LSB，2LSB，2RSBと広く聴取されます」

や，「頸部に放散しない，長い RR 間隔の後に大きさが変化しない 3/6 度の収縮期雑音を心尖部に聴取します」のように提示します．このように客観的に所見を提示することで，カンファレンスに参加したほかの医師は，症例を提示する医師が，前者では AS を，後者では MR を想定していることを理解できます．

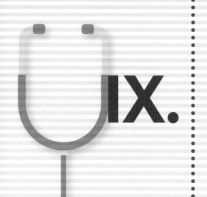

IX. 以下を理解できれば身体診察がもっと楽しくなる

1. 内頸静脈の観察

　TR 由来の心雑音は，PH の有無などその原因により異なりますが，共通してみられるものとして内頸静脈の cv 波があります．S2 にピークをもつ波がみられ，x 谷がないことから v 波とは区別して，cv 波と呼ばれます（図 50：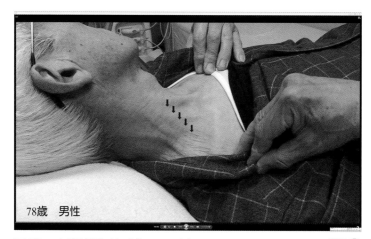30）．頸静脈の超音波 M モード像では心電図の T 波に一致して頸静脈腔が縮小するところがあり，それを下降する波として認識できます（図 51：31）．

　ASD などの右心系の容量負荷疾患，貧血，心臓手術後では頸静脈波は 2 峰性で，S1 に一致する a 波と S2 に一致する v 波の 2 つが明瞭に区別できます．

　急性肺塞栓時にみられる大きな a 波は有名ですが，きわめて高い波であるため TR の cv 波と間違う可能性があります．心電図と右房圧記録から，その高い波は P 波の直後，QRS 波の直前で持続時間がきわめて短いことを理解できます（図 52）．

　学生の目標である正常の内頸静脈波形を理解していると，上記の内頸静脈波形については，少なくとも「正常ではない」ということを判定できると思います．

図 50　内頸静脈（矢印）の cv 波　　30

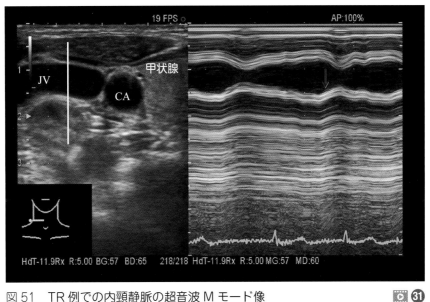

図 51　TR 例での内頸静脈の超音波 M モード像 📷 ㉛
矢印のごとく T 波直後の急峻な内頸静脈の縮小を波として認識できる

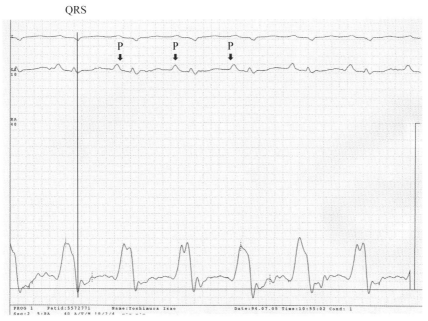

図 52　肺塞栓における右房の大きな a 波

2. S₂の奇異性分裂

　S$_2$の奇異性分裂は医師国家試験にも出題される項目です．完全左脚ブロックや右室心尖部にペースメーカーが挿入された患者さんで，心雑音がなければ比較的容易に聴取できます（🎧⑮）．

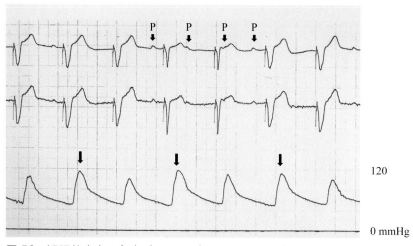

図 53　洞調律患者の心室ペーシングにおける大動脈圧波形
拡張末期に心房収縮が生じた 2, 4, 6 拍目（矢印）では大動脈の収縮期圧が高い（短い矢印が P）

　当方での研修前に正常の心音をきちんと習得してきた学生のうち何人かは, 2 週目で完全左脚ブロックの患者から自分自身で奇異性分裂を判断できました. 奇異性分裂を判定できたということは, そのこと自体には画像診断が発達した現在では診断的意味はありませんが, 心音を順序立てて聴いていたという証拠となります. AS は, 高度になれば奇異性分裂を生じる有名な疾患ですが, 非専門医にとっては大きな収縮期雑音のなかの奇異性分裂を見つけることは不要です.

3. 完全房室ブロック

　洞調律例の一時的心室ペーシングにおいて, 左房収縮が左室拡張末期に生じれば左室容量が増大するため, 1 回拍出量が増加し大動脈の脈圧は大きくなり, それ以外の時相, 特に収縮期に心房収縮が生じれば脈圧が低下します（図 53）. 左室拡張における心房収縮の寄与は加齢や心筋肥大で増加します. 加齢や左室肥大で心房収縮の寄与が大きい例では, 発作性心房細動が生じると左室が縮小し, 血圧が低下しうることを理解できると思います.

　2017 年ではほぼみられませんが, 洞調律を残した図 54 の VVI ペースメーカー挿入例で, P 波が QRS の直前にあるときのみ次の収縮時に雑音が記録されています. 心房収縮が左室の拡張に多く寄与している. いわゆる "かたい心臓" において, 適切な部位で生じた強い心房収縮により, 左室拡張末期容量が増大, 駆出量が増加し, 軽度の AS の存在下に収縮期雑音が出現したと考えられます. このように, 心拍数が一定であるにもかかわらず, 収縮期雑音が著明に増減するということは, 正常を多く聴いていると必ず違和感を感じると思います.

　完全房室ブロックで, 心房収縮がたまたま拡張早期に起こると, 拡張早期の血流波に心房収縮波が加わり, 流速が速くなり, S_2 の後に過剰心音が間欠的に聴取できます（図 55）[9].

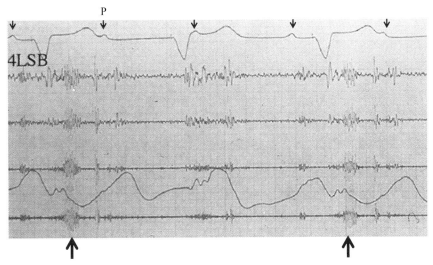

図 54　洞調律患者の心室ペーシングにおける収縮期雑音
1拍目，3拍目はQRSの前にP（短い矢印）があり，そのときのみに収縮期雑音（矢印）が記録される

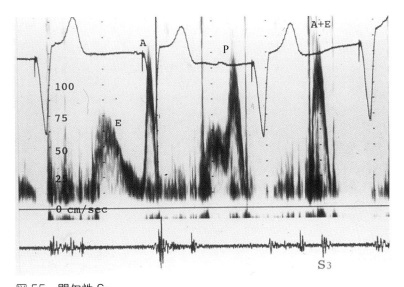

図 55　間欠性 S3
拡張早期の心房収縮により，僧帽弁流入は波形では A＋E が融合して流速が速くなり過剰心音として聴取できる

既出の図 20（22 頁参照）の 2：1 房室ブロック時の S2 の分裂と同じ現象です.

4. AS と肥大型閉塞性心筋症の相違

　AS や肥大型閉塞性心筋症では，長い RR 間隔後で左室拡張末期容量が増大した次の収縮期には圧較差が増大するため収縮期雑音も増大します

　図 56，図 57 に心房細動を合併した AS と肥大型閉塞性心筋症の左室-大動脈の同時圧

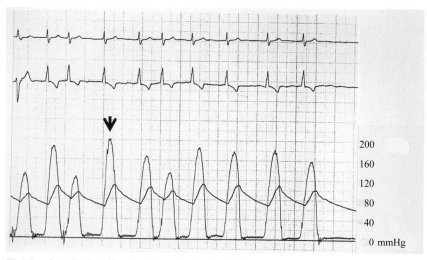

図 56　心房細動を伴った AS の左室-大動脈同時圧
先行 RR 間隔が長い 4 拍目（矢印）では，圧較差は増大し，大動脈脈圧も増大する

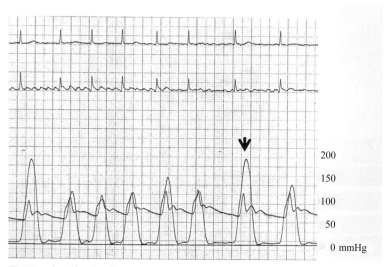

図 57　心房細動を伴った肥大型心筋症の左室-大動脈同時圧
先行 RR が長い 7 拍目（矢印）では，圧較差は増大するが大動脈脈圧は減少し，圧
波形が他と異なり spike & dome になる

を示します．AS では，長い RR の次の心拍で圧較差は増大しますが，正常の心臓と同じく
大動脈の脈圧も増大します（図 56）．一方，肥大型閉塞性心筋症では長い RR 間隔の次の
心拍では圧較差は増大しますが，大動脈の脈圧は低くなり，その波形が左室流出狭窄を示
す spike & dome の形になっています（図 57）．洞調律におけるブロッケンブロー現象と
同じ病態です（図 58）．つまり長い RR 後の動的左室流出路閉塞により，次の駆出血液量
が低下していることを示しています．

　長い RR 後の心拍で脈圧が大きくなるという正常を常に意識していれば，肥大型閉塞性
心筋症例における発作性心房細動の病態を診察で疑うこともできます．高齢者で比較的頻

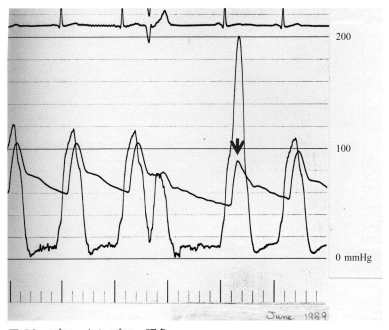

図58　ブロッケンブロー現象
PVC後に新たに左室−大動脈圧較差が出現し，大動脈の脈圧は増大しない

度が多くみられる症例4のような一過性左室流出路狭窄などでも，期外収縮の後の脈を感じて病態を納得することができれば楽しいと思います．もちろん，こんなことは，本書で何度も述べている非専門医の到達目標には含まれていませんが….

文 献

1) 伊賀幹二, 他：頻度が高い循環器領域の主訴をもった患者に対する研修医による予診研修. 医学教育 1998；29：21-25.

2) 伊賀幹二：内科プライマリ・ケア医の知っておきたい"ミニマム知識"非専門医に要求される循環器疾患診断における到達目標. 日内会誌 2007；96：1244-1246.

3) 濱口杉大：循環器疾患における順序立てた身体所見の取り方の重要性. JIM 1997；7：1056-1058.

4) Iga K, *et al*. Left ventricular outflow obstruction without left ventricular hypertrophy in the elderly. Cardiology in the elderly 1993；1：411-415.

5) 伊賀幹二, 他：左室壁運動障害に伴い, 一過性左室流出路狭窄が出現した高齢の2女性. 呼と循 1997；45：503-506.

6) Iga K, *et al*. Successful surgical treatment of acute aortic regurgitation caused by Takayasu's aortitis：a case report. J Thorac Cardiovasc Surg 1990；99：946-948.

7) Iga K, *et al*. Images in cardiology. Continuous murmur through atrial septal defect. Heart 2000；83：613.

8) Iga K, *et al*. Continuous murmur in Lutembacher syndrome analyzed by Doppler echocardiography. Chest 1992；101：565-566.

9) Iga K, *et al*. Intermittently audible the "third heart sound" as a sign of complete atrioventricular block in patients with a VVI pacemaker. Int J Cardiol 1999；71：135-139.

動画一覧

❶ 前かがみ診察法

座位で 2LSB〜3LSB で，前かがみになりながらの最大呼気での息止めにより，胸壁との距離が近くなり AR や PR を聴取しやすくする．

❷ 正常内頸静脈

「ワン，ツー，ワン，ツー」の音声の「ワン」に一致してひとつの拍動（ac 波）がみられる．下降波が鋭いためひとつの波と認識できる．

❸ 外頸静脈

「ワン」に一致して大きな波がみられ，下降時のほうが鋭い．よく観察すると「ワン」に一致する波は 2 峰性にみえる（a 波と c 波）．

❹ 右頸部の超音波横断像と内頸静脈の M モード

心電図の QRS を「ワン」，T 波の終わりを「ツー」と声を出して観察．

❺ 用手圧排による静脈拍動の消失

右頸部を軽く圧排すると静脈拍動は消失する．

❻ 用手圧迫時の超音波横断像

圧排で内頸静脈の管腔は消失するが，動脈は圧排できない．

❼ 85 歳女性の総頸動脈の拍動

❽ 同部位の超音波横断像と M モード

QRS に一致して立ち上がりが急である．

❾ 立位での内頸静脈拍動

座位で内頸静脈の拍動がみられ，「ワン，ツー」と声を出してみると「ワン，ツー」に一致した 2 つの波がみえる．

❿ S₂ の呼吸性変動の検出

左手の親指を軽く右頸動脈を触知しながら S₁ と S₂ を同定する．S₂ にのみ注目して，深呼吸を促し，吸気の最後の 1 秒の息止め，呼気の最後に 1 秒の息止めをし，その短い間に S₂ の生理的分裂の有無を判断する．

⓫ 僧帽弁後尖逸脱症　単軸

⓬ 僧帽弁後尖逸脱症　長軸

⓭ 細菌性心内膜炎による僧帽弁穿孔例

収縮早期雑音と経食道心エコー図．

⓮ 収縮早期の MR シグナル

⑮ 収縮後期の MR シグナル

⑯ 汎収縮期の MR シグナル

⑰ 心室中隔穿孔　断層像

⑱ 心室中隔穿孔　カラー像
前壁中隔の大きな無収縮領域が存在し，少しプローブを回転させると，左室から右室に向かうモザイク血流（矢印）がみられる.

⑲ 肥大型閉塞性心筋症の心尖部断層像

⑳ 肥大型閉塞性心筋症の心尖部カラー像
心尖部アプローチで左室流出路狭窄がみられ，カラーモードでは流出路と左房にモザイク血流がみられる.

㉑ S 状中隔
心室中隔と大動脈を結ぶラインが S 状になっている.

㉒ 正常心室中隔

㉓ 外傷性 TR
RA，RV は著明に拡大し，三尖弁は一部消失，逆流シグナルは単色である.

㉔ 心不全時の三尖弁輪拡大による一過性 TR

㉕ 心不全時消失時
三尖弁輪が開大して高度の TR がみられるが，心不全消失後は弁輪も縮小し，TR はほとんどない.

㉖ 左室・右房交通症
右房に収縮期にカラーシグナルがみられ，流速が 5 m/sec である.

㉗ VSD　単軸像

㉘ VSD　　長軸像
単軸像と長軸像で欠損口を通してモザイクシグナル（収縮期）と単色シグナル（拡張期）がみられる.

㉙ 拡張期 MR
右のカラー M モード心エコー図で，P の後にプローブから遠ざかるブルーの血流が記録される.

㉚ 内頸静脈の cv 波
「ワン，ツー，ワン，ツー」の「ツー」に一致して大きな波がみられる.

㉛ 同症例の頸部超音波横断像
右 M モード像にて，T 波に一致して頸静脈内腔が急に縮小する.

音声一覧

🎧 （注意：ヘッドフォンで聴いてください）

❶ 心尖部の正常 S_1 と S_2

❷ 心基部の正常 S_1 と S_2

❸ 呼吸性 S_2 分裂

❹ 僧帽弁人工弁置換例の大きな S_1

❺ 僧帽弁逸脱症の収縮後期クリック

❻ OS

❼ 心房細動を伴った MR では先行 RR にかかわらず雑音の大きさは変わらない

❽ PAC を伴った MR PAC の後の雑音は大きくならない

❾ AR の拡張期灌水様雑音

❿ 大動脈弁の駆出性クリック＋拡張期灌水様雑音

⓫ PH による PR

⓬ 連続性雑音

⓭ 収縮後期雑音

⓮ キャノンサウンド

⓯ S_2 奇異性分裂

【著者略歴】

伊賀　幹二（いが　かんじ）

現　　職　伊賀内科・循環器科院長
略　　歴　1978 年 3 月　大阪医科大学卒業
　　　　　同　年　　　　大阪医科大学第三内科研修医
　　　　　1980 年　　　　天理よろづ相談所病院ローテイトレジデント
　　　　　1982 年　　　　天理よろづ相談所病院初代チーフレジデント
　　　　　1983 年　　　　天理よろづ相談所病院循環器内科医員
　　　　　1986 年　　　　英国 National Heart Hospital にて 3 カ月研修
　　　　　1994 年　　　　天理よろづ相談所病院内科系マネージングドクター
　　　　　2001 年 6 月　西宮市で内科・循環器科開業
役　　職　日本内科学会認定内科専門医（近畿地区評議員）
　　　　　日本超音波医学会超音波指導医
　　　　　元 日本循環器学会循環器専門医
　　　　　元 アメリカ内科学会上級メンバー（FACP）
　　　　　兵庫医科大学循環器内科非常勤講師
　　　　　大阪医科大学臨床教授
　　　　　大阪市立大学医学部非常勤講師

レジデントのための心臓聴診法〈第 2 版〉

2018 年 3 月 10 日　第 1 版第 1 刷
2021 年 8 月 30 日　第 2 版第 1 刷 ⓒ

著　　　者　伊賀幹二
発　行　人　小林俊二
発　行　所　株式会社シービーアール
　　　　　　東京都文京区本郷 3-32-6　〒 113-0033
　　　　　　☎（03）5840-7561（代）Fax（03）3816-5630
　　　　　　E-mail／sales-info@cbr-pub.com
　　　　　　ISBN978-4-908083-68-6
　　　　　　定価は裏表紙に表示
印 刷 製 本　三報社印刷株式会社
　　　　　　ⓒ Kanji Iga 2021